I DON'T LOOK 60...

I DON'T ACT 60...

I DON'T FEEL 60 AND...

I DON'T CARE ABOUT 60!

NO ME VEO DE 60...

NO ACTÚO DE 60...

NO ME SIENTO DE 60 Y...

¡NO ME IMPORTAN LOS 60!

LUZ MARLENY LEEDS

Written by Luz Marleny Leeds
Edited and translated by Hellen Soriano
Photography and cover design Matt Sturgess

ISBN-13: 978-1494789428
ISBN-10: 1494789426

Bilingual edition
Edición bilingüe

I don't look 60…
I don't feel 60…
I don't act 60 and …
I don't care about 60!

Luz Marleny Leeds

With
Hellen Soriano

Dedication

This offering is dedicated to all women, especially my grandmother Josefina who, at age 17, was in an accident and became paralyzed.

It is also dedicated to my mom Amanda who, with her "little tricks and hints", retains her beauty, enthusiasm and strength. She's an example to us all. She also went through all the changes in life I talk about in this book... I've been lucky to be able to share the good and bad times with her.

Let this book signal the beginning of a process in which we learn to enjoy life as God sent us into the world: **with love**. May we learn to ACCEPT how we look and feel, and be proud of the achievements we have had.

Index

Chapter   **Page**

Introduction

There are those who refer to us as Ladies, members of the Third Generation, sexagenarians, of "Mature Age" or, simply, old. Surely that's a long list of adjectives they use to discriminate and describe us and certainly, admittedly, getting old sucks. Ha-ha.

I want to share with you my thoughts on how we look and feel at 60; about reaching this age with dignity and beauty. To talk plainly about getting to 60 with pride, but also with pain and, why not, with a little bit of help. Ha-ha.

I'm convinced that this book is going to help people who already are 60 or those who will reach 60 and want to know what awaits them down the road, so that they can put in some new batteries and help themselves.

I, Luz Marleny Leeds (my friends also call me "Amiga Pilla") am a pure Colombian *paisa* (from Antioquia) and am HAPPY to reach 60. I'm not a writer but all I'm going to tell you in this book I write with great SINCERITY, HONESTY and SELFLESSNESS, without keeping anything to myself.

I'm nobody important. I'm simply one more woman that reaches 60 and why not say it, **I'm very proud of myself**. Let me tell you why and how I reached this age looking this way.

There must be many ways to start, but what has worked out for me is to love and respect myself the way I've always done it. No one has helped me or led me by the hand to reach 60 this way: happy and sure of myself, mentally, spiritually and physically, to be what I call as "connected" as I feel today, January 21, 2014.

Personally, I'm so proud of having achieved this that it doesn't bother me to be associated with the number BIG 60. Because, obviously, **I neither feel nor look that old**.

How did I get to 60 this way? I guess I always had the incentive to get up (I admit, not too early, I've always liked to sleep at least until 9 a.m.) and start the day doing what I love most: exercise.

My daily routine is very pleasant. Every day I practice different kinds of exercises and do other activities because, as they say, "in variety lies pleasure". Here are some examples of what I like to do:

A - I lift weights to prevent osteoporosis.

B - I do *somatic movement*, a strategy based on the brain. In other words, it's all about movement.

C - I practice Ashtanga Yoga. This helps me understand how to find a physical and mental connection and gives me the tools to understand others.

D - I take dance classes and mix them up. Salsa is in my heart, Cha-Cha (I try to imitate Iris Chacón, if you can imagine!), Samba (which I love), *Belly Dance* (this is one of the most sophisticated and sensual dances, yet it's quite difficult) and *Elegant Pop* (a provocative and sexy dance).

E - Stretches: I simply do what cats do and stretch every day. Wherever I am, I stretch.

Don't think for a moment that I do all these activities in one day or that I spend the whole day doing one form of exercise or another. I only do it five days a week, but always with happiness and passion.

Over the years we tend to lose balance and posture. It's as if we're shrinking and losing our ELEGANCE (by that I mean being able to stand straight and face forward).

We notice that instead of being 5'7" we begin looking like hunchbacks, throwing our shoulders forward and our neck and back start bending. While all these changes are happening, we're losing our BALANCE.

This results in our having to walk much more slowly, and with a much shorter step. We discontinue wearing high heels because every time we do, we feel like we're in a circus, walking on a tightrope.

Conversely, if we exercise and practice other activities, even if only in moderation, we'll be able to maintain our balance. My recommendation to you is that instead of settling for only walking on treadmills or sitting on stationary bikes, you should look for the combination of activities that are just right for you so you'll never have to lose your balance.

Girls, there are no excuses. Don't tell me you don't have time to go the gym for X or Y reasons because there are videos you can buy and you can also find instructions for any type of exercise and dance on the Internet.

Let me be perfectly honest: I do all these activities because it prevents me from having bad thoughts... or from being at the *mall*... ha-ha.

This is something no one can do for you, but it's uplifting to confirm that because of my exercise habit I can look this way at 60. Although I did have some ups and downs related to my health, I never gave up. In short: **I always had a dream, a goal, and I made it a reality.** It took 60 years of my life and now I'm ready to share my secrets.

The lessons I'll be giving in this book are devoted to my family and friends, to all those who have followed me and been next to me during the past six decades. It's dedicated to all who've shared my life, and to those that have constantly motivated me to continue enriching my body, my soul and my spirit.

Within these pages I'll share all kinds of knowledge. It may happen that several of these ideas will seem superficial to some; others will think that doing all of this will be tiring and a full-time job. Still, there may even be those out there who'll insist that what I should do is go out and help others.

Those who know me well have realized that, through the years, I've constantly preached to everyone around me and there might have been a few who might have paid attention, but I honestly believe that most people would rather take the extraordinary miracle pill.

What miracle pill?? Many will want to know. I won't keep you in suspense: the miracle pill does not exist! What does exist and also what's most effective is the effort you put into whatever you wish to achieve. Otherwise, you'll never have adequate results (be they physical, mental and/or emotional).

Remember that we're not only talking about the body. It's the mind that has the tools that help us achieve our goals. And that's when we look in the mirror and say: *Wow!* **I did it!**

I call the mirrors in which we look at ourselves every day "MY BEST FRIEND" or "MY CLOSEST ENEMY", because they tell us the whole truth and nothing but the truth. **I swear** they tell us how our body and face look and they're the only ones who don't LIE!

Don't think for a minute that the secret is spending day after day feeling hungry. I can assure you that I personally eat as much as any of you and do it more frequently. Although I know that good genes and loving oneself also helps.

In this book I share with you tricks and little helpful hints that I practice with great success, but I also write about things **I've seen, heard, read and know about** without necessarily having used them. I do this to give you as much information as I possibly can so that if you're thinking of doing something to your face or body, you'll have the most complete guide to things that exist out there in this modern world.

I want you to know about the changes we go through **physically, mentally and spiritually** in this journey to reach 60.

The most important thing you can do is to start and never stop, no excuses allowed. Because if we think about it honestly, **NEITHER PLASTIC SURGERY NOR LIPOSUCTION OR ANY PROCEDURE WE MAY GET DONE IN OUR STOMACH OR FACE CAN HELP US ON ITS OWN.** What we have to do is change our daily routine and I'm telling you, the satisfaction is amazing!

Don't misunderstand me, I'm all for having surgeries. I call them an "aid to look and feel better." The question is, how do we keep on looking great after the surgery? Once again I see no other choice but to have discipline. Believe me, I don't like using this word because it sounds very harsh and reminds us that not everyone practices it despite knowing it exists. Because it's easier to ignore it or, as we Colombians like to phrase it, "we'd rather eat a cookie".

None of us should rush to make a decision as drastic as getting plastic surgery on our face. Especially nowadays when there are so many alternatives. Don't make the mistake of getting these surgeries when you're still young; wait until you no longer wear diapers... hahaha.

Try to imagine this: you go and get some surgery done on your face, and you're happy with the results. But after you look in the mirror, what happens? You notice that there's a difference between face and body. The end result is that the surgery has only really helped you be more aware of the passage of time since now your body doesn't match your new face.

From now on, every time you look in the mirror you'll sometimes feel sad, sometimes feel happy. Why? Because although the outcome of the surgery met your expectations, a new set of problems has popped up.

What I mean is that, as we all know, with the passage of time, it all goes down. As they say, *it's all downhill from here...*

Hormones... let's leave them alone at this time. Our poor hormones don't know where to run and hide. And, what's there to say about collagen? And our muscles? Let's also leave these alone for now. There's nothing better than laughing at all the natural changes and trying to help our body reach a maturity (to me this sounds kinder than "old age") we can be proud of.

I will now share my first secret: Let's strive to have a healthy, calm mind, without envy and worries, spiritually relaxed and breathing safely. That's how you get to be 60 in very good shape.

I'll start talking about the natural and inevitable changes that over the years happen to us and to our bodies, from head to toe. We'll read about what we have to do to feel better. Not as if we were 20, even though that's what we might want, but better.

I - Hair

When we were young, we had an abundant and shiny head of hair. From age 40 on, we begin to notice that our hair starts to become thinner and that every time we brush it, we're left with more and more hair in the brush.

We now look sadly at our brush every day and come to a clear conclusion: *I'm going bald!* And what else we can think if we've had over twenty years of losing hundreds of strands of hair every day.

The only thing we want to know is how to try and stop this alarming hair loss because we can already see holes in our head. These holes have grown so large that we no longer know how to style our hair to plug them. We become convinced that everyone can see we have very little hair left, as hair loss happens most often from crown to forehead.

We decide to take matters into our own hands and do something about it. Better late than never! We start buying different kinds of shampoos and hair treatments. Alarmed, with no noticeable results, we start visiting doctors: the general practitioner, the gynecologist, the dermatologist. Then we switch to alternative methods and go to the holistic doctor, also without much luck.

We keep buying different shampoos and more shampoos to the point that in the end we can open up a store because none of them really meet our expectations. Then we make the decision of our life: to cut our hair shorter than usual.

We do this for several reasons:
1. To change our look, because we believe shorter hair will take off years.
2. Because we believe that if our hair is shorter, it will look fuller.
3. Because we're convinced that it's much easier to maintain.

We know what will happen once we do this: after less than a week we'll have changed our minds and yearn to have long hair again.

Then we begin looking at pictures and remembering better times. With much nostalgia we say "when I was young, my hair was *sooo* pretty" and we show everyone these pictures. But what can we do to stop our hair from falling out or, better yet, how can we have more? We've mentioned that between doctors' visits we've bought many shampoos. Only now we realize that we have an additional problem and we'd like to go back to the times when the only thing happening to our hair was hair loss. Now we realize our hair is also turning GRAY.

II - Gray Hair

I don't have to tell you that gray hair reproduces like mice and when it starts showing, nobody can stop it. Gray hair here... gray hair there... gray hairs everywhere. Obviously they appear exactly where we don't want them: on the forehead, temples and beside the ears. And there's nothing to be done about it. It's an ordeal, as I call it.

We start buying hair colors and getting the well-known highlights of a lighter color and our hair turns out marvelous, brilliant, and beautiful. For a while we manage to forget about our hair loss.

Everything is going wonderfully until we have to wash our hair and use the special shampoo we had to buy to preserve the color! More slavery.

After the first wash, we feel like crying because our hair has become dry and is completely dehydrated by the peroxide used to give us those amazing highlights.

But things don't stop there. When we get a little bit of sun or wind our hair gets discolored and the shade we had when we left the salon is merely a shadow of what we have a few days later.

Desperate, we return to the beauty salon and he/she tells us: "Honey, we'll put more color to remove the red" or whichever color we now have.

One day we're happy and the next we're not. And the day we just absolutely must look our best, that'll be the day the hair coloring just won't take and we want to go crazy.

One thing must be clear to us: by this time we've bought a ticket for life to the salon and are forever destined to jump from one hairdresser to another and from product to product.

We go through all this and continue using hair coloring, because every time we need it more. Although by now the hair is extremely mistreated and stops responding, and it's now when we long for our original color! (I should clarify that this whole process doesn't happen in one day).

But let's not sing victory songs while thinking that we're getting gray hairs only on our head and that we're getting to look like a little old gray-haired lady. These gray hairs also begin appearing on our eyebrows so that when we get our hair done, we ask that a lighter color be applied on them to make our face look more refreshed.

When we're calm and happy thinking that we have our gray hair problem under control, we start noticing that they appear in our mustache area and wax them off. What we don't know is that we really haven't finished with them because now we find them in our lashes and then we *freak out* because the only solution is to pull them out.

But this nasty business doesn't stop here as we start finding them in our armpits and we get even more depressed when they appear in our private area, in "the *cucaracha*" or, as my friend María calls it, in our "butterfly", which is the same thing with a different name. We just want to sit and mourn. What else can we do? We turn to the only solution that comes to mind: cut every one of them off, or wax them off.

Don't worry, I've found solutions to everything. Remember, the only thing that has no solution is death.

Luz and her little tricks and helpful hints for hair and gray hair

1. I saw my gynecologist and he prescribed the wonderful *bio-identical hormone replacement (BHRT)* cream. This should be applied behind the knees, elbows and neck twice daily. Believe it or not, hormones play an important role in hair loss.

2. Change what you eat: include more fruits, vegetables and fish.

3. Take multivitamins and antioxidants. I sell the latter and I'll talk about it later, the result is almost immediate.

4. Drink more water than you normally do. Our goal should be 6 to 8 glasses of water daily.

5. Try to wash your hair only twice a week to prevent dryness.

6. Use shampoos without sulfate, paraben or silicone (try brands like *Wen* or *Deva*) and change them at least every month.

7. Go to the salon at least twice a month to get intensive hair treatments (these treatments you can also buy at your local drugstore and apply at home).

8. Trim the ends of your hair at least once a month.

9. Brush your hair in the morning and at night at least 30 to 40 times with your head down until your scalp is red and you get blood circulating to your head. This may sound very strange but you must love your hair like you do your body. I speak to my

hair when I brush it and tell it it's gorgeous. I do it with love and believe me, hair listens.

10. Don't use the dryer every day. Sometimes it's a good idea to let hair dry naturally.

11. Try not to color your hair very often. Wait at least 4-5 weeks between colorings and don't do too much bleaching. Try to go for a single process.

12. When going to the beach or pool, get a hair treatment by putting oil on the ends of your hair. This can be *Argan Oil*, olive oil, baby oil or coconut oil. If you don't have any of these at hand, use your own sun cream.

13. If your hair is too frizzy or curly, you can get the so-called *"Brazilian"* treatment. I tried it once and really liked it at first. Then I felt that my hair was too straight and I started missing my curls. But I can tell you, it's very effective and it works immediately.

Always be careful with the sun, the ocean or the pool since they all tend to dry your hair out.

14. Buy hairpieces or bangs because they always come in handy. They're very practical and easy to put on and make you look very different. They're also good for covering the gray hairs we get in the front of our head. You can find them in either natural or artificial hair.

In my opinion, the best ones are made of natural hair because you can change their color and get a natural look. You can also buy ponytails that are very easy to use. If you have a tough time putting them on, there are videos on the Internet that teach you how to do it.

15. Consider hair extensions to create more volume or lengthen hair. There are two options: either semi-permanent or in a simple clip. If you chose the semi-permanent extensions you have to go to the salon every 5 to 8 weeks. In case you use the clip, you buy them and place them wherever you need them on your head with excellent results.

The difference is that clip extensions don't damage your hair since you take them off at night. They're very easy to put on and fabulous for emergencies. They come in different colors, but since they're made of natural hair you can color them to match your own. If you're worried because you've never worn any of these extensions, don't be. It's also easy to find videos on the Internet where you can learn how to put them on.

16. I always have on hand mascara (to match my hair color). It works great to temporarily cover gray hair.

17. As an extreme measure, consider a hair implant. I have a friend who had this done with incredible results.

With these solutions I've had much success with my hair. They are not fancy but are very useful.

♥ - With the all-natural juice made up of collagen and antioxidants, we're going to look and feel better than ever. It's also wonderful for hair! Wait until the end, I promise you I'll talk about this.

III - Eyes

Oh, the problems with our eyes! Without realizing it, we begin to pull the newspaper closer and closer. We also start having trouble reading street signs. We start wrinkling our eyes to try to bring into focus whichever image we want to identify.

We go through shameful incidents with our families and friends and yet we refuse to go to the eye doctor to get a prescription. So, what's our solution? We do nothing. More and more often we wrinkle our eyes and ask the people around us to read stuff for us, anything, so long as we don't have to wear glasses.

We look ridiculous in restaurants where we can't read a menu or see what we're eating, but nothing is more important to us than our friends not realize that we need glasses.

And so it happens that when we go shopping we can't clearly see the price of clothing. We let our imagination fly and we're sure that dress is only $180 and we tell ourselves: I must get this! It's so cheap! But our imagination has only played a trick on us, because when we go to the register we're told it costs $1,800! We freeze.

When we go to the movies and realize it has subtitles, we can neither read them nor see what's happening in the different scenes. We admit (only to ourselves!) that we can't see stuff that is near, or maybe we can't see things that are far, or even both near and far! All this happens because we don't want to be told that we're becoming old.

But not only do we have these problems when we go out. In the privacy of our homes, we realize that when we want to put on make-up or pluck our eyebrows, we have to buy magnifying mirrors, and make sure they come with a bright light!

Finally, we must accept that there's no alternative. We go to the ophthalmologist, we get our eyes checked and tested and we confirm that we have reached 40+ and need glasses. WELCOME TO THE OLD FOLKS' CLUB! And the AARP membership isn't far behind…

With great dignity, we leave the doctor's office, remembering that he has told us we just need a small prescription, .75. We buy our first pair of glasses after spending hours trying to find the frame that best fits our face. We're not very happy but what can we do: when it happens, it happens...

We believe this has solved the problem but it turns out it's not that simple. Now we discover that every time we go to a restaurant, we've left our beautiful new glasses at home. What a headache! So, we start buying more glasses, no longer the fine and expensive ones but the ones sold in the drugstore (whatever, our prescription is so low) and begin spreading them throughout the house so as not to be schlepping them from one spot to the other.

Not a year has gone by when once again we need to visit the ophthalmologist, only to learn that we need an even higher prescription as we're already seeing everything blurry. We go up to 1.25

and our prescription increases with every consecutive visit.

As if this were not enough, eventually we're prescribed the infamous BIFOCAL reading glasses to see up close and from afar. "What a CAMEL this is!" as we say in Colombia. It's like learning to speak **Chinese** because we have to practice how to raise and lower our eyes so that we won't trip and fall on our faces.

Another alternative the doctor gives us is wearing contact lenses in the following manner: one eye will see near and the other far (by this I mean we'd have to wear two different contact lenses) or if we're lucky we only need a single contact lens... or surgery in one or both eyes called LASIK. This lasts exactly 3 minutes with just a day for recovery. This is what I call the miraculous operation: the second day you can see perfectly.

But this story is not over. Now we begin to struggle with DRY eyes, which we didn't have before but will get worse as the years go by (why not say it: as old age progresses). So we're back to the eye doctor and he gives us eye drops or artificial tears and announces we'll have to use them until we die.

Later on I'll talk about eyelid surgery.*

IV - Eyelashes

Eyes, eyelashes, all this goes together. Without much thought we apply mascara and curl our eyelashes as we've been doing for 40 years. Over time we start noticing that there are fewer lashes to be curled; we can see a few holes between lashes and those that remain are quite short. What a disappointment! This signals the beginning of another ordeal.

We read magazines, trying to figure out what to do. We apply almond oil or *Castor Oil* only to find they either give us a rash or they are so thick that during the day we see everything as through a cloud.

We abandon all the oils and return to our trusted mascara. We buy some that make the few lashes we still have look longer and more abundant (and some brands really seem to work) but when we wash our face we continue to see very few eyelashes. We make the decision of never again allowing anyone to see us without mascara.

When we finally admit we don't know what to do, the magical drops of LATISSE appear (although to buy them we must get a prescription) or if we don't want to go to the doctor, we use products like *RapidLash*.

Luz and her little tricks and helpful hints for eyes and eyelashes

1. I had LASIK done in one eye.
2. Be sure to wear glasses with the right prescription.
3. Remove all eye makeup with special products such as *Lid Cleanser,* water and cotton balls.
4. Use artificial tears without preservatives. I shake them before applying them.
5. At night, before sleeping, use eye lubricant gel inside the eyes to prevent them from drying.
6. Religiously use creams that don't irritate the eyes on the eyelids (above and below).
7. Give yourself a circular massage with creams around the eyes for at least 2 to 3 minutes every time you apply eye creams. I do these little massages by gently tapping the area with the ring fingers of both hands.
8. When going to sleep, cover your eyes with a mask to prevent dry eyes.
9. Wear sunglasses every day.
10. I use LATISSE but there are people that are very allergic to it. If that's your case, I recommend trying to use it only two or three times a week.
11. There are individual, semi-permanent eyelashes.

V - Face

Do you remember when you looked in the mirror and saw a plump face? This was before you turned 40. After 40 we could find some wrinkles but the face was still plump, although perhaps we were starting to see some blemishes caused by the sun or by hormones.

Even with all that, we felt reassured that things were not so bad. But all of a sudden, after we turned 45, as if overnight we began to notice that our face is much thinner, that we have wrinkles on our forehead, that our eyelids and cheeks are sagging, that there are deep lines around our mouth and chin. Signs or the inevitable passage of time that often catches us by surprise.

We start buying all the creams that are on the market. We read in magazines about famous anti-aging creams and buy those that not only promise they will decrease, but they swear that they will remove all our wrinkles and blemishes, whether hormonal or caused by the sun.

We start buying them and using them and we realize that some work better than others. But none of them fully cover our expectations. We purchase some more and return others to which we turn out to be allergic and even throw some away. But in all cases, the prices of these creams are ASTRONOMICAL.

When we clean out the bathroom cabinets where we keep all these creams we can't help but tell ourselves: how silly! Because none of them really work. We then return to our old favorites and as this makes us a little bit sad, we start looking for alternatives.

What do I do with creams I can't return? I use them on my elbows and knees…

Before deciding to get something done on my face, I do some serious research, asking around and seeing results in people I know. In any case, it's not an easy process nor is it easy to make these decisions on our own.

I wish the problems with our face were simple; unfortunately that's not the case. Over time we realize our nose seems to have grown, our eyes look smaller, and our earlobes are losing collagen and becoming much thinner.

The holes in our ears where we have hung EARRINGS every day of our lives (some heavier than others) are becoming much larger. We realize that THICK BLACK HAIR is emerging from our mustache or chin areas (in addition to finding gray in the same sites).

Everything becomes a mess and when we look in our FRIEND or ENEMY MIRROR we're left with no other option but to ask ourselves: what happened to me, if it seems as if only yesterday I looked so great? We can't help but compare ourselves with our friend, our neighbor, and all the movie stars, so many women we swear look so much better than we do and we start getting into what I call "THE RACE TO FEEL AND LOOK AS IF WE'RE 25."

Thus starts another ordeal, this time entailing the endless search for the perfect plastic surgeon. "Now that's a CAMEL" as we Latinos say, because there are thousands and thousands of certified plastic surgeons and we don't know which one to choose or what surgery to get done first. Should we do all at the same time?

Our mind runs a thousand miles per hour thinking: what will be the price of all this? Do I really need all the surgeries I want? I'm only 43 and maybe I should wait a little longer before getting the well-known "FACELIFT". (I'm still waiting!).

We continue our search for the best surgeon and visit one after the other, not knowing with any certainty which of them is telling us the truth. Remember they're willing to do everything we want because, after all, our wish is to get rid of ALL the wrinkles, and to recover our plump and youthful face.

After thinking long and hard about it and after having visited dozens of doctors, we choose the one that makes us feel better and also decide we'll only do the eyes. The doctor then whispers in our ears the magic words BOTOX and FILLERS and our mind starts imagining all sorts of places where we can use them.

*On the subject of the eyelids, some women only need the upper lid, others the lower one and some both. To make sure we get the best results, the doctor shows us pictures of eye surgeries she has done and also photos of women who have already used the famous INJECTABLES.

Sensing our hesitation, the doctor explains that this is what all the movie stars are doing now and other arguments like that, until we finally agree to have the eye surgery.

We have three or four appointments before the surgery because we want to be sure that she understands how we want our EYES to look. To ensure a good outcome we show her several pictures, some from when we were young and others that we've cut out of magazines with models that seem fabulous to us. Her comment is only: "No problem, that's the way you're going to look."

Finally the day of surgery arrives and we're so nervous! We ask God to make sure all goes well and that we end up being very happy because we're going to really take a few years off. When we wake up from the surgery and our eyes are swollen and purple we think: *what madness has come over me!*

Fortunately, as the days go by and the stitches come off we realize that our eyes look rested and we feel much younger. WHAT A RELIEF! WE'VE WON OUR FIRST BATTLE! (Providing we haven't had any other surgery before this one).

Now the doctor wants to convince us to apply injectables in our face (I'll talk about this in my tricks and little helpful hints section). You must know that when it comes to injectables, results are almost immediate, taking no longer than a week. But you can't forget that you're actually betting on roulette because you don't know exactly how they'll work out or if you'll turn out to be allergic to these products (remember that these *fillers* are poison that we're putting into our bodies).

There's also the risk that the doctor has a heavy hand and puts much more on one side than on the other... that's when we really start looking different and don't recognize our own facial expression. This happens because instead of having the amount of natural collagen we had, with the additional *fillers* we're much, much more "filled up" than before. It's at this point that people start to notice the difference between our *before* face and our *after.*

All *fillers* have different uses and purposes. Be sure to do your research before trying something new. It's best to try not to put too much.

BOTOX works the same way. The doctor injects it into the forehead, above the eyebrows, in the middle of the eyebrows, at the sides of the eyes, on the side of the lower lid, and by the sides of the nose. If applied correctly, the face looks relaxed, but if we get too much, we look like we're being pulled from the back of our head with a rope, or one eye may be more open or our eyelids may droop down. It may even happen that we're not able to sleep with our eyes closed.

Some people are allergic and some people become allergic from injecting too much BOTOX. ALL OF THESE PROCEDURES MUST BE APPLIED USING COMMON SENSE, WITHOUT ABUSE. It's important to note that many of these things can happen and often it's not the doctor's fault. It's just the result of our body rejecting what goes into it. But if you want to look "beautiful" (and I do want to emphasize the quotation marks), you have to be <u>willing to endure pains and pulls</u>.

I hope these "fixes" (tricks and little helpful hints, as I call them) we're getting done and pains we're feeling are only the result of one thing:

because we want to look better. That is, not because our husband or our friends have told us to do it. The decision always has to come from us.

Remember we're putting our face in the hands of a doctor and that to get the results we want, we will experience some pain. I know that nothing is easy. Don't forget that instead of getting great results and looking amazing, we can achieve the opposite and end up looking HORRIBLE. And then, where do we go to complain?

Luz and her little tricks
and helpful hints
for the face

1. Every day I wash my face with cold water and a good facial soap for my skin type.
2. I use a *Clarisonic* brush at night. This brush does a circular vibration and helps exfoliate our skin.
3. Cleanse your face with a special astringent for your skin type. I recommend doing this only once a day.
4. Apply face creams one by one. I place them in the palm of my hand and rub them; this is how the ingredients are activated. If creams are liquid, shake the bottle before applying.
5. I let a few seconds pass before applying the second or third cream on my face.
6. While I apply the cream (I have different creams for day and night), I compress the face with my hands with enough cream to cover the entire face. Using my fingers, I TAP SOFTLY or pinch my face until it's red. This is when I believe the creams I've applied have been absorbed by the skin.

I also do facial exercises every day while I'm applying face creams. These are very easy and do work. I say some vowels such as A, I, or U and exaggerate the pronunciation with the lips and face muscles. I have three or four kinds of creams and take turns wearing them depending on the weather or if I feel a greater need to nourish and moisturize my skin.

These same creams I use in my neck and chest. I also talk to my face and tell it it's beautiful, that the creams are very good for it and that this is the best meal I can possibly give it...

7. Remember not to leave your creams in the cabinet for a long time. Whether natural or not, all creams have an expiration date. The best way to know it's time to throw them away is when they smell or when you notice changes in their texture.

8. Never leave the house without SUNBLOCK. I use the protection level of 45 or 50 *spf*.

9. For blemishes on the face, I recommend lightening creams and vitamin C cream.

10. Get a facial each month. If you can, do DIAMOND DERMABRATION. It's excellent for reducing wrinkles and regenerating skin by stimulating collagen. (This can also be done every month).

11. Use homemade masks made of fruit and scrubs made of sugar. Both are excellent and I use them weekly.

12. LASER on the face is used to reduce moderate wrinkles, scars and to remove sun spots. It's done by a doctor and can be applied using different intensities; it can be done with a machine or with acids (skin will turn red). This is not recommended for people with brown skin. The application time varies from 30 minutes to 2 or 3 hours.

It's not a good idea to be exposed to the sun after this treatment because it will stain our face and instead of being happy with the results, we will create a new set of problems...

AFTER WE'VE USED THESE CREAMS FOR MANY YEARS, still trying not to do anything too drastic, we find alternatives to surgery such as FILLERS (all these *fillers* are toxic to the body, so be sure to do a thorough research before using them and always go to a plastic surgeon to apply them). For these injections NO general anesthesia is required, only local anesthetic. I want to stress that all these procedures hurt, some more than others, but one thing you can bet on: they <u>will</u> hurt. These injections are FDA approved.

A - Botox Injection: this is not a *filler* but it paralyzes the muscle of the face where you have it applied, either in the forehead or in the eyes, which is where it's most commonly applied. It really works and our face looks wrinkle-free and more relaxed. To really appreciate the result you must wait about 3 to 5 days. It lasts 5 to 6 months and the price ranges from $500 to $700. Only use a moderate amount.

I like to make sure that my eyes and my forehead can move freely and naturally. Otherwise you end up looking as if you're scared (I apply it twice a year).

B - JUVEDERM injection: this is a *filler* that derives from hyaluronic acid. It's used to fill in gaps or, as doctors call them, "slits in the face." It restores volume in cheeks, and chin (in this case we're talking about something serious). After 3-4 days you can see the results and it lasts 8 to 12 months.

I applied it myself a year ago and liked it, but I've only done it once. Your skin can really look red, some parts may look purple and in others, the skin may look uneven. The cost ranges between $500 and $700. Remember that if you encounter a problem and something goes wrong, these injections can't be removed, not even with surgery.

C - Vampire PRP Therapy: this is an anti-aging, rejuvenation treatment. It's a form of "Vampire facelift" of which there are three different types. All use the same procedure: Dr. DRACULA sucks blood from our arm, puts it in a centrifuge, the blood is separated and the plasma is removed (this gives us the plasma collagen, the protein found in the skin).

Dr. DRACULA applies this plasma with a LASER that makes thousands of perforations in our face and neck. The skin is red for two or three days but no scarring occurs and after three weeks you start seeing results (the skin's collagen is stimulated and the skin looks very fresh).

Doctors say the results depend on each individual and are temporary. Also, successive treatments are necessary to obtain better results. This is a new treatment and the duration is not really known, but it's estimated to last from 8 months to a year. The cost ranges from $990 to $1,500. I'm still considering what VAMPIRE is going to suck my blood... I find it interesting that he will just suck me, not cut me... (This is really funny). Hahaha…

I also know that there are these other *fillers* but I can't comment on them at all:
A - RADIESSE injection.
B - RESTYLANE injection.

C - SCULPTRA injections (this one gives more fullness than all the others).

These procedures need to be applied with general anesthesia:

A - Injections of our own FAT. It's drawn out of our body and injected into our face to increase its volume. This procedure is used much more frequently after a total facelift.

B - IMPLANTS IN THE FACE. I mention this only because I know it exists. They're made with bio comparable materials designed to increase the structure of the face, chin and cheeks. To me they seem very artificial and I've yet to see anyone that looks nice after having them done.

C - The famous FACELIFT and NECK. In this procedure, which I haven't had done myself, your skin is cut and stretched. Afterwards, some *fillers* are injected (named above) to make the face look plumper. Obviously, here we're talking about something much more serious.

You can decide if you want to do only the face and not the neck. I forgot! If you're not happy with your nose, they can fix it at the same time, so take advantage of this surgery and think what else you dislike about your face, since this is your chance to fix it. Obviously the price varies, but you recover from it all at once.

This procedure lasts for many more years than the *fillers* but requires a much longer recovery time; we're talking about three to six weeks. Also, it's riskier because you need to have it done under general anesthesia. A possibility you can't ignore is the fact that the doctor can leave your face too stretched. In this case there's nothing you can do but wait it out. Over time the skin will loosen until you begin to once again "look normal". The price varies from one doctor to another. Prices range from the cheapest, which is about $4,000 to the most famous doctor in California, who charges $35,000.

Some people travel to other countries to do these surgeries because the price is much more reasonable, but you should be aware that there **is** a risk if you decide to take this route.

I CAN GUARANTEE IT HURTS AND IT'S VERY UNCOMFORTABLE but after this surgery we can pretend to be 20 or 30... This is fine if our face MATCHES THE REST OF OUR BODY, which is what will give us away. (And this is when we begin fixing the rest of the body, otherwise we're not happy).

Personally, I'm not interested... for now. I'll wait as long as possible before getting this "REALLY BIG FIX", ha-ha.

VI - Teeth

As time goes by, we begin to lose the radiant smile we had when we were sexy teenage girls, when we went everywhere showing off our beautiful teeth. And it took us years to get our teeth to look that way. But it's been a long time; after all, we got rid of those braces when we were 14...

Now the teeth are another of the many things that we have to worry about. We begin to notice that when we have coffee, tea, red wine or cola our teeth start getting dark. Little by little they turn yellow and begin to lose their luster. And if you smoke it's much worse, because you'll have a VERY BIG BLACK SIGN AND FOUL SMELL that says: "I SMOKE".

Luz and her little tricks and helpful hints for teeth

1. Use dental floss after all meals.
2. Don't just give your teeth a quick brushing. Take at least 3 to 5 minutes in the morning and at night. Before going to bed, give your gums and teeth a massage and a good thorough cleaning. I prefer to use the automatic brush rather than the regular one.
3. Make sure to go to the dentist and get your teeth cleaned at least twice a year. If you smoke, you should go at least every three months.
4. Use whitening toothpaste at least once a day. I use SENSODYNE for sensitive teeth and gums; it's much softer.
5. There are whitening treatments that can be used at home for 5-7 days. I use them and find they offer excellent results.
6. We can also go to the dentist to whiten our teeth. In my opinion, teeth turn out too white.
7. There's also the procedure that covers our original teeth (it should be done by a specialized dentist). What's the effect? All teeth are even and have the same color. I've seen some good outcomes but others... not so much.

VII - Lips

To keep your lips in good condition they need HELP: moisturize them with cream every night and exfoliate them once a week after 40.

After wearing lipstick for so many years, not drinking enough water and not moisturizing them, lips become dry and gradually lose the pink color they had when we were young. Back then, our lips looked sensual with a bit of lipstick or gloss. As we begin putting more color, lips lose their natural color and become dry.

Those lipsticks that last all day dry the lips tremendously and every time we apply them, our lips get chapped and "drier" and they don't look sexy. Don't worry, there's help for them too.

Lips also lose their fullness and fleshiness. This is when SILICONE or COLLAGEN *fillers* are used. Be careful with these products as we may get nodules or they may become uneven or too thick. Or we may end up looking like a duck.

Luz and her little tricks and helpful hints for lips

1. Keep lips moist with nourishing cream at all times, especially at night, before putting on lipstick and after meals. I recommend using a conditioning treatment daily, preferably with a sun protection factor of at least 20.
2. When I brush my teeth, I also brush my tongue to remove bacteria and prevent bad breath.
3. Believe it or not, I also brush my LIPS to give them better blood circulation and to help them regain their original pink color.
4. Use creamy lipsticks or gloss.
5. Inject *fillers* of SILICONE or COLLAGEN. I've used silicone injections in my lips and I love the results. I did this over 10 years ago and I've never done it again because I haven't needed it. I don't like it when they look too inflated. I recommend being careful when using them because these fillers can cause knots and excessive inflammation. The result is lips that make us look like a CLOWN or a duck. The price ranges between $500 and $700.

VIII - Neck and Chest

Remember the long neck we had when we were young? Before we began losing hormones and elasticity in our neck we looked like a GIRAFFE and everything we wore looked great. Turtleneck sweaters, scarfs, etc. Also, we didn't have a single wrinkle. We never worried about that part of our body and we had no double chin.

But the years do leave their mark. That long straight neck is gradually shrinking and wrinkling and the skin looks dry and withered. Plus we start getting the infamous double chin. And those sweaters... they never look the way they used to. What can we do? Or rather, is there anything we can do?

The chest area isn't looking any better and we can see the same changes happening to our neck. The skin begins to wrinkle and wither.

We can always expect some improvement with a little help from creams and exercises. But of course, when creams stop helping even after having tried several, there's always the well-known cosmetic surgery, which is another alternative.

Luz and her little tricks
and helpful hints
for neck and chest

1. Do exercises for the neck.
2. Exfoliate your neck and chest with the same products you use on your face at least once a week.
3. Massage the neck and chest with the same cream you use on the face. (I pat myself when I put on cream for at least three minutes).
4. In addition to face creams, use a cream that is specific for the neck and extend it downwards to the chest.
5. Sleep on your back. This prevents wrinkles from forming on the face and neck. Also place a pillow under your knees to take pressure off your back.
6. If you do all the points above and are still not happy, there is another alternative: you can have plastic surgery on your neck. However, I recommend you wait until you're completely sure that this is your only option.

IX - Breasts

I want to start by emphasizing the importance of self-examination of the breasts and underarms for lumps or suspicious-feeling nodules (although NOT all nodules are cancerous). You should start doing this as young as 20.

Although we perform self-examinations, it's recommended we get our first mammogram at age 40 and, thereafter, annually. Remember, the key is early diagnosis.

When it comes to breasts I've noticed that some women were born with the prettiest, firmest breasts of the best size, good enough for a magazine ad. Others, like me, are smooth as a board or, as I described my breasts, as mosquito bites (I'm not complaining, I'd rather laugh now... hahaha).

Clearly, this was the first thing I had done. I opted for the well-known breast augmentation because at that time, when we were young, we wanted to look exactly like Dolly Parton or Sophia Loren. And because some (or most) of us thought that unless we had bigger breasts we'd never look beautiful and clothes would never fit us as they should. We were also convinced we had to do it because no man was ever going to look at us because (among other myths) the VAST, VAST majority of men like women with big tits.

Now I tell myself: what nonsense! Because after 55 my breasts seem to have grown a bit and I don't think I would have had this surgery at this stage. I wish I'd known that if I'd only waited 55 years I was going to end up with bigger breasts... ha-ha.

Breast augmentation is done through plastic surgery (remember to look for a certified medical professional). In this procedure one gets an implant that can be placed:

A. Behind the muscle,

B. Behind the mammary gland, or

C. Combination of A and B.

Today we find that the implants may have different shapes (round or anatomical), smooth or textured. Their composition can be SILICONE GEL or SALINE SOLUTION.

With the silicone they feel more natural than with saline and there are several sizes you can choose from. This is when we make the mistake of not choosing the right size and are left with super large breasts for our body. I think it would be safe to say we look as if we had the breasts of a cow... ha-ha.

This surgery is done under general anesthesia and takes approximately 45 minutes to 1 hour.

Regarding postoperative recovery times, the pain improves within two days of the surgery and you must wear a special bra for 1-3 months. You shouldn't engage in any physical activity for at least the same amount of time.

The price ranges from $3,500 to $12,000 depending on the doctor and the country in which you have it done.

Like any operation, it also carries risks. Breasts may become hard or you can develop a capsular contraction. This occurs when the body rejects the implant and may deform the breast. Other problems that can occur are infections or loss of sensation.

Let's talk now about those women born with amazing breasts. It happens that by the time they reach 40 and, after being so happy with them, they have children, gain weight, lose weight... these fabulous breasts start going down, they go down like you can't imagine. Oh! The ironies of life! Ha-ha...

Then it's time to start thinking about reducing them or lifting them with plastic surgery. We pray again (and as you can see we pray many times before delivering our bodies to the hands of plastic surgeons, asking God to make sure all goes well) and we put our breasts in the hands of Dr. X in the hope that she will reward us with "two perfect drops of oil" (to dream costs nothing!).

The truth is that they never LOOK ALIKE, or not as we had dreamed they would and the fault is often not with the doctor. It's our body rejecting the implants or whatnot. But in the end we have no choice but to accept them as they are...

Luz and her little tricks and helpful hints for breasts

1. In the shower, pay attention to changes in your breasts or armpits to detect any lumps.
2. Get a **mammogram** every year.
3. For both natural and artificial breasts, wear a good bra.
4. Use special bras when you exercise.
5. Do exercises for the chest.
6. Apply lotions to keep the skin soft and moisturized.
7. Plastic surgery. If you're unhappy with the breasts you have, find a good certified surgeon.

X - Stomach and love handles

We're born with an absolutely perfect flat stomach, with no FAT, (I mean the outside of the stomach, not the inside) and all goes well until we have our first child (but often even without having children). We start gaining weight, losing weight and we never exercise.

To complicate matters further, as the years go by our skin loses its elasticity (our hormones start to decline) and our stomach muscles become slack. Without knowing how it happened, we start getting the famous BELLY BULGE. As if this were not enough, we start getting love handles, not to mention stretch marks and cellulite.

We hate buying swimsuits or clothes that fit very close to the body. We don't want anyone to realize that we have "the bulge" or, what's worse, to have people think we're pregnant.

After great consideration, we realize there's no other option open to us but the gym. We start doing hours of CARDIO to burn fat. We also we do thousands of crunches. With this, sometimes we get lucky and see a noticeable difference, but usually we still have that annoying body part: the belly bulge.

We look in the mirror and ask ourselves: "I have to get rid of my bulging abdomen. What can I do?" But all we've seen, read or heard about is this: LIPOSUCTION. So we start thinking about getting it in the abdomen and love handles (there are several kinds of procedures) or even go so far as to consider something much more serious: the TUMMY TUCK.

And guess what? We no longer exercise and decide that the ONLY thing that will help us is the LIPO. We return to our old routine of searching for the right doctor. The one we have read about or the one that people have recommended to us and we begin another ordeal.

Bear in mind that this is just information I'm giving you, since I haven't had it done. But I know some of the things I'm talking about you may have already looked into or may be thinking about and you may want to know "what bus you're going to get on," as we say in Colombia.

If you do decide to go for the Lipo and think that once you get it the story is finished, I have news for you: IT'S NOT. After the surgery the doctor will tell you: this procedure won't give you the results you expect if you don't make changes in your DIET and EXERCISE habits.

This is when you're going to open up a whole new can of worms because very few people have completely satisfactory results after an operation in any part of their body (be it Lipo or any other kind surgery) without a great dose of DISCIPLINE. The only certainty is that they'll waste a whole lot of time and money.

During the surgery known as LIPO excess fat from the abdomen and sides is removed. Although I haven't had it done, I've heard it can be very uncomfortable and that recovery can be very long, to the point that even after two months you may continue feeling pain. But they also say that each person is different. The price ranges from $4,000 to $9,000 depending on the doctor and the country where you do it.

It can be done under local or general anesthesia, depending on the doctor. You can expect to have pain, swelling, burning and even some bleeding after the LIPO. As I've said before, all surgeries entail risks.

There are people who really do make changes in their diet and exercise, they're very happy and have excellent results.

Those that don't have good results with LIPO for X or Y reasons, go to the next step. This is much more dramatic and is called TUMMY TUCK. This surgery is done under general anesthesia and with it completely removes excess fat and flaccid skin from the abdomen.

Warning: It's expensive and painful and requires a long recovery time. For that reason, it's very important that we take the time to find a good doctor who's actually done many of these surgeries. The cost ranges from $6,000 to $10,000 (approximately) and depends on the doctor and the country in which you get it done.

If you believe that after this surgery everything has been fixed, I have a surprise for you! It's now when DIET and EXERCISE become more important than ever!

Luz and her little tricks and helpful hints for stomach and love handles

1. Exercise: cardio and abs.
2. Be aware of the food and the quantities you consume.
3. Apply lotion to keep the abdominal skin soft and moisturized.
4. Plastic Surgery. If you're not happy with your belly bulge, find a good surgeon who is certified.

XI - Hips, Legs and Skin

Remember the butt we had when we were 20 or 30? It was round and stood up! Now it has fallen all the way to the floor, and no longer has any form or shape... Tight pants don't fit us well; our bottom is flat as an ironing board. Also, the famous love handles have popped up in our hips and cellulite has begun to appear.

Totally disgusted, we start trying to make the same promises we make every December 31 of each and every year: *this time I'll go to the gym, I'll do more cardio and be much more aware of the food I eat.* We believe that this is a little problem that we'll fix fast. We actually believe it's "saying and doing," but that's not so.

We feel sad and want an immediate solution. It is then, when we look at the FRIEND/ENEMY MIRROR, that we start thinking that the only way to get the body we want is through LIPOSCULPTURE, a way to fix all at once the body parts that bother us so much. But as I explained before, it's not that simple. There may be complications, as with any surgery. Furthermore, we need to commit to maintaining the results obtained through this procedure...

Liposculpture is priced between $2,000 and $7,000, depending on the country and the doctor you select. It also depends on the body parts you want to get done: abdomen, arms, knees, buttocks, breasts, chin and neck, hip or waist. It requires general anesthesia.

After this surgery it's necessary to wear a special belt that must be worn all day for a month or month and a half and it has to allow for lymphatic drainage. Then you have to keep doing what you never wanted to do: exercise and eating a good diet for the rest of your life.

And if this doesn't work because... HMMM, we go a step further and get implants, injectables or injections of fat from our own body in our bottom! *Hohoho!* Remember that if you get any of these implants, you'll never be able to receive INTRAMUSCULAR injections. If you do get one, the implant will deflate and you'll lose a buttock! Ha-ha. Your buttocks will then have one inflated and one deflated cheek! Funny? Yes it is. (That's why I haven't had this done! I'd rather hit the gym hard and do plenty of butt exercises!)

These procedures are very controversial because at the beginning they look good (and I'd put a big question mark to this sentence) but as the years go by they also start to fall. I can't imagine being 60 and having a round butt, plump as a pillow and falling, or a tightly inflated face... Ha-ha.

As with all surgeries, this one also has its complications. It requires general anesthesia, recovery ranges from 3-5 days if it's an increase with fat and up to 2 or 3 weeks if we're talking about augmentation with implants. In both cases, the results are immediate. As for the cost, it can vary between $3,000 and $5,000. (This is for informational purposes only).

The skin of the whole body begins to lose collagen and this is normal. We'll see more wrinkles on our face, neck, chest, hands, legs and knees. Cellulite also begins to appear on our legs and muscles begin to lose their tone. They look flabbier; they lose their "muscle tone".

In general, we become flaccid and this is when we really start noticing how many years have gone by. But as we're unwilling to accept this fact, we sign up for the famous collagen stimulation massages. As soon as we walk in the door, it's recommend we buy a set of 12 massages (for a price of $350) which must be done at least 3 times a week. Otherwise, they tell us they won't work and I actually believe they don't work.

You know the truth: we start doing and buying things that we think will help us, always expecting immediate results. I have news for you: things don't work that way. If we have been mistreating our body for 40, 50, 60 years or more, eating incorrectly, abusing liquor, cigarettes, partying, etc., and generally doing very little activity or exercise, the result is that our body has deteriorated in this manner; in some cases, faster than in others.

Although all of us will get old, some of us will try to delay as much as possible the INEVITABLE aging process with or without plastic surgery. Right now, as I'm writing this book with a smile on my face, I say: "How childish we are! WE DON'T WANT TO ACEPT THAT WE'RE GROWING OLD." Ha-ha...

Luz and her little tricks and helpful hints for hips, legs and skin

1. Eat a balanced diet that includes protein, carbohydrates and vegetables.
2. Exercise.
3. Use creams to exfoliate your skin.
4. Brush your body in the shower using a special brush. Do this every day.
5. Drink at least 8 glasses of water a day.
6. Take fish oil capsules.
7. Get regular massages at least twice a month.
8. Use creams to hydrate the body.
9. Go to the gynecologist and try to get your hormones balanced.
10. With the help and guidance of your doctor, take calcium pills.

♥- With the all-natural juice made up of collagen and antioxidants, we're going to look and feel better than ever. It's also fabulous for all areas of the body such as teeth, lips, neck, chest, breasts and abdomen! Wait until the end, I promise you I'll talk about this.

XII - Memory Loss

Over the years, starting from the age of 40 onwards, we start noticing a certain loss of memory and concentration.

When we hit 60 we have a much tougher time remembering names and recognizing people. With a question mark on our face, we ask the friend or the person we're having a conversation with: "Do you remember the name of... you know, the man we saw last week at the grocery store whose wife was wearing a red dress?"

We don't remember anyone's name and when the person to whom we are speaking tells us the name, it comes to us and we remember it right there. This is embarrassing. *I had it on the tip of my tongue...*

Slowly it begins to happen that we don't remember where we left our cellphone... Where we put the car keys... Whom we have to call... Names of movies... Birthdays or anniversaries of loved ones...

This occurs with age. It DOESN'T happen to everyone but it happens to the vast majority of us and some days are worse than others. This is called memory loss (long or short term). One seems to remember the things that took place a long time ago much more easily than those that just happened, and others (myself included) have problems remembering names of people or places.

I help myself with *Post-It* notes. I write down everything I need to remember and my fridge door, bathroom mirrors and desk are filled with these little paper reminders.

With much fear, we think we may be on the way to getting the much talked-about ALZHEIMER'S. I personally look forward to many years with my thoughts in order. I decided to try an online program called *Lumosity* to do some brain training. Am I now able to list the 44 presidents of the United States? No, but can I more easily remember where I put my keys? Yes, and I think being able to leave my apartment and closing the door is a much more valuable skill than remembering James Buchanan. Hahaha.

What my friend... what's her name? Oh, yes! María says is that, at 60, we're in the right lane to go see God and our loved ones and friends who are already at peace with Him...

XIII - Sleeplessness

After we hit 40 or 45 we start having trouble sleeping. We no longer sleep the whole night through as we used to, and we wake up and have to go to the bathroom more often or we wake up and start to think about ephemeral things or things that have NOT happened and will more than likely not happen. We spend the night worrying about concerns and issues, imagining our problems are bigger than they really are and toss and turn from side to side, unable to fall back to sleep. Or we wake up at 3 or 4 in the morning for no reason whatsoever. Does this sound familiar?

The night seems to go on forever. When the alarm rings and it's time to get up, we don't want to get out of bed because we feel tired, exhausted from not having had our 7 or 8 hours of sleep.

The next morning we look and feel awful and act like ZOMBIES. This is when we realize we must find a way to get more sleep and do everything our friends or the magazines suggest, such as:

A - Don't eat heavy meals right before bedtime.

B - Don't exercise at night.

C - Don't have the TV in the bedroom.

D - Set the thermostat low enough to keep your room cold.

E - Take a good book to bed.

F - Don't drink caffeinated beverages before bedtime.

G - Go to bed at the same time every day, preferably between 9:30 and 10 p. m.

H - If necessary, count white sheep or do breathing exercises in bed... Hahaha.

When we realize that none of this has helped, we go to the doctor and ask her to prescribe something, anything... And from an early age we become addicted to the notorious SLEEPING pills. What a mess...

***

How about when we look in the mirror and say: this is not me. Or the day when we get our pictures taken and look so very ugly we want to tear them into little pieces. Don't worry, my friend Mitzi has given us this piece of advice: don't throw these pictures away. Save them for a couple of years and when you look at them again you'll think, Boy! Do I look great in these pictures or what!!

Luz and her little tricks and helpful hints for memory loss and sleeplessness

1. Eat a balanced diet.
2. Take fish oil capsules.
3. Exercise: walk, cycle, dance, stretch, do yoga, etc. Do whatever suits you, regularly, for at least 30 minutes.
4. Do exercises for your memory such as *Lumosity*, puzzles or crosswords.
5. Learn or get a hobby.
6. Go to the gynecologist and try to balance your hormones.
7. Drink chamomile herbal tea (with no caffeine).
8. Put lavender drops on your pillow, this helps us relax.

XIV - Hormones

This is one of those topics that never end and, as I've said I am NOT a doctor but I consider myself a frustrated doctor.

Hormonal changes make a difference in the health of all women, whether we like it or not... **This is an inescapable truth that affects us all whether we're black or white, skinny or fat, rich or poor, tall or petite, have been beauty queens in our youth or are the daughters of Prince Charming.**

Hormones, hot flashes, pre-menopause, menopause... *Holy COW!* We all know about our cycles. They begin when we start menstruating at age 14 or 15 and end with menopause around age 50.

Starting with our first period, we begin to suffer from cramps, headaches, inflammation throughout the body, breast pain, and changes in our disposition... We become like witches. And if we have very heavy periods, each month is a nightmare.

The gynecologist becomes part of our lives and we have our first PAP SMEAR at age 21.

When we start having sex, we chose to take birth control pills, get the IUD or injections. None of that is natural to our body, but what else can we do, unless we want to have dozens of children... ha-ha.

With the pill our periods improve, but they have the effect of making us gain weight because of the excess estrogen... We do all this for a minute of pleasure and because we want to avoid having children. We keep on using birth control for many years.

I believe the best age for women to conceive is between 28 and 35. But when we're finally ready to have children and become pregnant, it turns out to be very hard because of all the years we've been using contraceptives.

Afterwards, another ordeal begins in our life: miscarriages, uterine fibroids, bleeding, etc.

At 40 there are those who start with hot flashes, spots on the face from excess estrogens, and MOOD SWINGS, anxiety, irritability and weight gain. We start having emotional and health problems which are also the result of our hormones not working as they used to.

We also start having menstrual problems and Pap Smears with irregular results. This is when the doctors want us to get the famous hysterectomy which can be partial or total. We get our uterus taken out or both ovaries and uterus. After this surgery, we're sent into an accelerated pre-menopause or menopause.

We really don't know what kind of old age awaits us; the only thing we can be sure of is wrinkles and gray hair. As time passes, we BEGIN EXPERIENCING PHYSICAL AND EMOTIONAL CHANGES and discomfort in many parts of our body. Besides issues with our uterus and ovaries, we begin having high blood pressure, osteoporosis, arthritis, stomach, heart, bladder and urinary problems, also issues with our eyes and ears, back, hips, chronic diseases, cancer in the breasts or ovaries... and DREADFUL DEPRESSIONS.

The passage of time will also affect our teeth and even our SEXUALITY. We'll start taking pills to cover (not cure) these problems and these drugs will also fail.

Desperate, we'll start visiting holistic doctors only to face the fact that they also have difficulty solving our problems. But don't for a minute believe that the problems we feel are made-up. NO! They're real!

This AGING PROCESS affects all of us. We'll go through more than two or three of these problems after age 40. I don't mean to frighten you with the amount of hormones we have in our body because it's not only the ovaries that may be the cause of many of our problems. They can be:
- Estrogen
- Progesterone
- DHEA
- Testosterone
- Cortisol
- Oxytocin
- Thyroid

The SEXUAL part is where we suffer the most over the years. By this I mean the lack of sexual appetite. That passionate sex we had for years starts decreasing, decreasing and decreasing... until it goes down to almost nothing. And why is that? A hormonal deficiency also causes dryness of the vagina. And this is when you should go to the gynecologist to have him do blood or saliva tests to determine what kind of hormones you need and get a prescription.

In my case, since I'm always on my toes, at the first symptoms I saw my gynecologist. He recommended *Bio-Identical Hormone Replacement* or *BHRT* cream (I apply it twice a day) and natural progesterone pills (I take one every night).

For vaginal dryness I use:

a. Estriol cream. A small amount is applied three times per week. It must be prescribed by a doctor.

b. Coconut oil. This works very well and doesn't require a prescription.

Normalizing our hormones is not easy even when we follow our doctor's guidelines. This is because any illness or medication, emotional state or diet can unbalance our hormones.

Remember, EACH PERSON IS DIFFERENT, REACTS DIFFERENTLY AND HAS DIFFERENT KINDS OF PROBLEMS.

I also recommend practicing the famous Kegel exercises daily. They're very simple but effective (read about the right way to do them in the little tricks section). They work to strengthen the pelvic muscles and help increase sexual pleasure by making the vaginal muscles stronger and more elastic. If you think about it, exercise is good for everything, even SEX! I personally do them every day and have been doing them for many years.

Another type of surgery, called vaginal (*cucaracha* or butterfly) rejuvenation, is pretty painful, but afterwards we feel as if we've just bought a new toy and are ready to start playing!

Don't forget it's never too late to start making changes in our lives. We can't stop time, but we can enjoy it more by making healthy changes.

There's a saying in Spanish that goes something like: "The past days were better"... quite true.

Luz and her little tricks and helpful hints for hormones

1. Eat a nutritionally balanced diet.
2. Exercise and do different kinds of physical activities.
3. Learn to manage stress.
4. Practice activities to sharpen your mind.
5. Go to periodical appointments with doctors.
6. Take appropriate hormones (by prescription).
7. Practice Kegel exercises. These are done when you're urinating (or doing number 1). While you feel the flow, tighten the muscles to stop the urine for 4 seconds, and then relax to let it out. Repeat this exercise about 5 to 10 times. Do these exercises at least 10 times a day.
8. Don't smoke, use recreational drugs or alcohol.

XV – Weight Gain after 40

I want to remind my friends that the human body is made up of several components:
- Fat mass
- Muscle mass
- Bone mass
- And water

Throughout our lives changes occur both in our bodies and in the functioning of all organs. Therefore, the most important thing in adulthood is nutrition. This helps us have good health and prevents the development of many diseases.

As we grow older we should be making healthy dietary changes and combining them with favorable life habits that include regular physical exercise. It also means putting aside toxic substances like alcohol, tobacco or recreational drugs.

Between 40 and 75, our bodies tend to increase in fat mass (this is what makes us look chubby) and it begins to distribute and accumulate more on the trunk than on the extremities, and the same applies to the internal organs. So we look "chubbier and with fleshy folds", as we say in Colombia.

Then we lose of muscle mass to the point where we can no longer lift a glass of water... ha-ha. Muscle is what gives us our physical force.

Bone mass is lost gradually. The well-known estrogens play an important role in preserving the strength of our bones, because after menopause, with the decreasing hormone production, bones become weak and we may develop osteoporosis.

The water content in our body will also decrease at maturity.

NO MORE EXCUSES!!

The truth is that we have put on a few pounds over the years and have been changing the size of the clothes we wear. In our 40s were in sizes 4-8; at 50 we move to 10-12. And that's if we're lucky.

But the funniest thing is that for 20 years we've been saving our clothes in sizes 4-8 because our goal is to "someday return to the size we wore when we were young and/or before we had our children, etc. ..."

I absolutely do NOT agree with dieting. I think one should not keep oneself from eating. **My belief is that we must eat a balanced diet with the right portion sizes according to our health issues.**

Luz and her little tricks and helpful hints for healthy eating

A - Learn to distinguish between hunger and appetite.

B - Eat slowly, relax and spend at least 30 minutes at each meal.

C - Eat 3 meals a day (breakfast, lunch and dinner) and follow all meal times without skipping any.

D - Eat quietly, sitting at the table.

E - Plan menus in advance in order to have all the ingredients you need to prepare your food.

F - Chew food slowly because good digestion begins in the mouth.

G - Minimize canned or preserved foods. Fresh produce is much more nutritious.

H - Drink fewer sodas because they contain sugars and calories.

I - Use olive oil instead of any other type of fat.

J - Increase consumption of fish, chicken, turkey and lean meats, always eating reasonable amounts.

K - Eat plenty of fresh vegetables and fruits.

L - When it comes to carbohydrates, eat bread and pasta in moderation. Also take into account that there are other carbohydrates such as beans, lentils, soybeans and chickpeas which can be used in moderation.

M - Don't abuse SALT nor eat food high in salt.

N - Drink 8-10 glasses of water a day to keep your body hydrated.

O - I recommend eating *snacks* between breakfast and lunch and between lunch and dinner. In these cases, we can go for some cheese, yogurt or vegetables in small portions.

P - Take daily supplements: multivitamins and minerals (according to your own personal needs).

Luz and her little tricks and helpful hints for an exercise routine that won't kill you

A - Do a minimum of 30-40 minutes of cardio every day, or at least 3 times a week. (Remember: a proper warm-up is a must). Examples of cardio are biking, swimming, rowing, walking, elliptical or dancing.

B - Weights and machines: for arms, legs, buttocks and stomach (at least 3 sets of 12 repetitions per exercise). Avoid boring routines and don't always do the same exercises.

C - Do stretching exercises to recover and preserve joint suppleness. At this age, flexibility is almost lost if you haven't worked out before.

D - Yoga / meditation are optional, but are a great stretching exercise for both body and mind.

E - Get a full body massage at least twice a month.

F - Keep your body hydrated while doing any of the above routines.

***

As I was finishing writing this book, I heard that Dr. Oz and Oprah did an interview with someone who claims to have found the MAGIC PILL FOR WEIGHT LOSS ONLY. It's called *Garcinia Cambogia* (this is only for informational purposes and don't forget to visit your doctor before using any product).

XVI - Hands, Feet, Nails and Heels

We've always kept these body parts in good shape; especially the hands, which we'll continue to care for until we die. We usually get a manicure at least twice a month and feel very proud of ourselves after leaving the salon with a vibrant or natural nail color. I consider this a relaxing therapy.

However, the years start to leave a mark on our fingers. That's where we get ARTHRITIS and start noticing how our fingers bend, something that's very common, especially in women. After 50, we realize that we can no longer wear some of our rings and even that our fingers are starting to get chubby.

Don't think that you'll only see wrinkles on your face. Wrinkles on our hands start to appear because of diminishing collagen. Spots and freckles also begin to appear, not only on the hands of white-skinned people but in all of us that abused the sun when we were young and beautiful... ha-ha.

Doctors always look at our nails and tell us whether we have a deficiency of vitamins or minerals. When there is a problem with calcium, nails don't grow as much as before or break quite frequently. Today many women use artificial nails or wraps...

The skin of the hands can also change and become dry due to lack of oils and collagen.

The feet are where we really pile up the ABUSE. Our feet carry us "*del tingo al tango*" (as we say in Spanish and which means from one place to another) or from "here to there". The feet also suffer from wearing tight shoes or super high heels, even from going barefoot.

From the moment we get up in the morning, we run around all day without stopping. We walk, do gymnastics, dance, etc., and we really do NOT take care of our feet. We just give them a break when we can't walk anymore. And we only take care of them twice a month, when we go get a pedicure. Let me tell you something: this is not enough. There are some women who don't even get a pedicure and I call this a necessity, not a luxury.

There are many women after 40 with BUNIONS, pain and foot problems. They find they can't really wear any type of shoe because:

A - High heels make their feet hurt and they have no balance.

B - Flat shoes make their backs and calves hurt...

I actually believe that all shoe designers are helping us end up in CRUTCHES by giving us everyday shoes with the highest heels and very tight in the front. In short, we must keep our feet in sardine cans for 8 to 10 hours a day. Don't you agree?

And let's not talk about the prices of these shoes that are just for show. I say this because after just ten minutes of walking with our gorgeous, fine and expensive shoes we're ready to sit down and not wear them for the rest of the evening... Has this ever happened to you?

We just think we must look beautiful and WE FORGET WHAT'S MOST IMPORTANT:

THESE FEET MUST WORK FOR US THE REST OF OUR LIVES.... hmm.

With age our toes are no longer pretty; they bend and get corns. Also, some people get nail fungus and this really is not funny, it's a problem.

Regarding HEELS, the skin in this area will also become very dry.

Luz and *her little tricks and helpful hints for hands, nails, feet and heels*

For hands and nails:

A - Keep your hands moisturized day and night with special nourishing creams.

B - Wear gloves for washing dishes, taking care not to use harsh detergents.

C - Laser and creams for stains may be used on hands.

D - Have a pair of gloves in the car to use on sunny days, as the sunbeams pass through the glass.

E - Wear sunblock on your hands, as you do on your face, every day.

F - Get a manicure at least twice a month.

G - Use paraffin treatments (they are a great HELP in the case of arthritic pain). These can be purchased and applied at home or in the salon after the manicure.

H - Apply a protein base before your enamel to protect your nails.

I - Try not to use fake nails or wraps constantly. It's very important to allow your nails to rest.

J - Get reflexology in your hands. This can be done for 30 to 45 minutes at least twice a month. It also HELPS improve arterial pains and some other health problems.

K- Take multivitamins.

For feet and heels:

A - Get a pedicure twice a month.

B - Use nourishing creams, especially before bedtime.

C- Use a wax treatment on your feet. It HELPS relieve inflammation and rehydrate your feet.

D - Use an exfoliating stone in the shower every day. It's a great help for HEELS.

E - Get reflexology. It's amazing how we can find a reflection of all our organs in our feet. They say that one can cure or alleviate many health problems with this technique.

F - Try to wear comfortable walking shoes.

G - Don't wear the same shoes every day.

H - Use special balls called *"Yamuna balls."* They're good for massaging the soles of our feet, to rest them and improve circulation.

♥- With the all-natural juice made up of collagen and antioxidants, we're going to look and feel better than ever. It's also great for memory loss, sleeplessness, hormones and weight gain! Wait until the end, I promise you I'll talk about this.

XVII - Doctors and Annual Exams

We never stop to think about the number of doctors we visit (or should visit) each year. I want to make a list because I know that with our memory loss we won't remember many of them... Ha-ha.

Here it is:
- General practitioner - for blood tests
- Cardiologist
- Rheumatologist - for arthritis and osteoporosis
- Gynecologist
- Gastroenterologist
- Dermatologist
- Dentist
- Urologist
- Etc.

In addition, some of the tests we should get each year are:
- Mammogram
- Pap Smear
- Bone density test
- Cholesterol
- Blood Pressure
- After 40 we must get our first endoscopy and colonoscopy. If the results are good, these can be repeated every 4-5 years.

Many times we must also see a psychologist. This is because we don't accept ourselves, or we have problems with our husband, children, etc... This becomes a vicious cycle because after being so strong and independent, we now need our children to listen to us and care for us because we feel alone and lonely...

XVIII - Spirituality

I usually pray at night, **thanking god** for all He has given me and I talk to Him. Believe me, if you speak to your God with FAITH and without doubts and believe that you'll get what you're praying for, you will.

In the morning I also pray to have a day filled with tranquility, peace and love.

I pray to my Granny Josefina. For me and my family, she was a saint. I talk to her every day and ask her to care for my loved ones. When my closest friends have a problem, they ask me to pray to my Granny to help them get what they wish or need.

My Gringuito Marshall and I pray every night before dinner.

I also meditate and practice yoga.

I collect energy stones and crystals.

I go see Robin to get my energy balanced. That's called REIKI and/or CHAKRA BALANCE.

I constantly THANK GOD, THE UNIVERSE AND LIFE for giving me so much. I'M THANKFUL for the smallest things. I say this and I feel it with all my heart.

I practice laughter therapy. It helps us feel less sad and eliminate negative thoughts and emotions. It aids in solving problems because after laughing we're able to find better solutions to our problems thanks to our joyful state of mind. This can be done alone or in groups. You should try it, it's amazing! For me, it's become my normal state of mind and I laugh at everything. Hahaha…

***

The purpose of this book is not for you to sit down and cry. I know I've explored and described the process of AGING... but the process of living is AWESOME. It never ceases to amaze me how we survive the many things that happen to us as human beings.

In any case, it's better to LAUGH than to CRY (even though either one gives us more wrinkles, ha-ha).

I sing (in the shower), laugh, dance and I do it alone. I feel very positive and happy, and THANK GOD that I've never lost that outlook and work hard to maintain it.

Girls, don't drop the ball. Get out; go to the movies, to parties, out walking, etc. Do the activities you want to do in life (while you can) because life is short and full of ups and downs.

The years go by so fast that by the time we reach 85 we may no longer be able to move or think clearly (and that's when we'll have all the time in the world to be at home and watch TV, because then it will be difficult for us to do many activities, that is, if we haven't taken care of ourselves and we haven't prepared for the future.).

I don't want to hear you say: If I had done... or if I had gone to... Let's not complain. We can do everything in moderation. The problem is that we aren't CONSISTENT. There is a saying in Spanish that goes: "Consistency overcomes what bliss misses."

Age doesn't count anymore. This reminds me of my friend Judy who tells me: "You've set the new standard of being 60 for the new generation," which is how she sees me.

I, Luz Marleny Leeds, am NO doctor but I consider myself a frustrated doctor. I've had health problems like everyone else and have visited doctors, but after every diagnosis I've gone out and read about my problem and found solutions. I find the root of the problem and do what I need to do and get to work to overcome whatever ails me.

I don't go to the doctor to get a little pill; I go to the doctor when I really need to. As we age, we'll need to visit many more doctors... In my case, MY SON IS A DOCTOR which means I have my own personal doctor! Ha-ha...

I think in my past life I must have been a doctor. That's why I tell my husband (Gringuito) I'm a frustrated doctor, a frustrated dancer and a frustrated seductress and my husband (Gringuito) answers: I accept the bit about the FRUSTRATED doctor and dancer, but as far as being a frustrated SEDUCTRESS, you've done a very, very good job for 27 years... Ha-ha.

I practice everything I wrote in this book. There are times I've heard people say that it's been easy for me because I have everything. That's NOT true because I know friends and people who have more than I and don't seem to love themselves nor do they have any spirituality. I describe them as not being CONNECTED. They are the ones who suffer the most.

I've had disappointments as well as enjoyment with my friends. This is the process of life.

I have 5 siblings and 3 nephews and we're all very close:

My sister "Mela" says that before turning 40 I was very superficial. Now she tells me she sees a lot of spirituality in me and knows I'm more dedicated to my family.

My brother Alonso says: "Sister, your whole life you've been a *berraca* (a true fighter) and that's why I admire you so much".

My brother Jaime says nothing because his "*opinionator*" is damaged.

My brother Mauricio says I'm very lucky; but he also knows that in my life I set goals and I always fight until I achieve them.

My nephews added: "My aunt is very cool!"

My Mom says that all she remembers is that I was born feet first/breech birth (I was standing up since I was born... ha-ha), and that the first word I said was DIABLO (devil). What do you make of that?

As for my Dad, we don't know anything about him, but I'd like to know what it feels like not knowing anything about his 5 children for over 43 years... mmm.

As the famous Celia Cruz says: *"Life is a carnival..."*

***

I have several fans and followers and they are some very young girls. They constantly tell me that when they reach 60 they want to feel, look and do as I do, and they are: Wendy, Sarita, Ashley and Paola. I want to include them in my book because they've been with me for several years teaching me different dance classes (remember: I'm a frustrated dancer).

Thanks to my lifelong friends, Vicky, Esperanza, Cristina and Ofelia who were always telling me: "Amiga Pilla" you should write a book about your LIFE... but I was never interested.

Conclusion

One day on a flight from Arizona I was reading some magazines and in each one I found that many desperate women were asking questions on topics such as how to grow old and still be happy in every sense of the word, especially in the PHYSICAL sense.

At that moment I felt as if a light bulb had gone on inside of me and I immediately took out pen and paper. I started writing and thought: I can share everything I know with my friends and with many women! They won't even have to buy 10 magazines... I think I can answer most of the questions they have.

In conclusion and with dignity:

I don't look 60...
I don't feel 60...
I don't act 60 and...
I don't care about 60!

I found some very wise words on the wall of John's study (he is one of my instructors):

It's not the years in your life that count...
It's the life in your years...
Abe Lincoln

I HOPE THAT THE FOLLOWING 60 YEARS WILL BE FILLED WITH DIGNITY, HONESTY, HAPPINESS, SECURITY AND LITTLE BIT OF FATIGUE, HA-HA.

♥

With regard to the Antioxidants and Collagen Juice: It's a new generation of "Super Ingredients". It's the only one on the market backed by clinical trials to support anti-aging of both joints and skin... And it gets even better! It reduces deep lines and wrinkles from the inside out without cosmetic surgery or injections...

Remember to ask your doctor before consuming any product.

For more information please contact:
Amigas60goingto30@aol.com

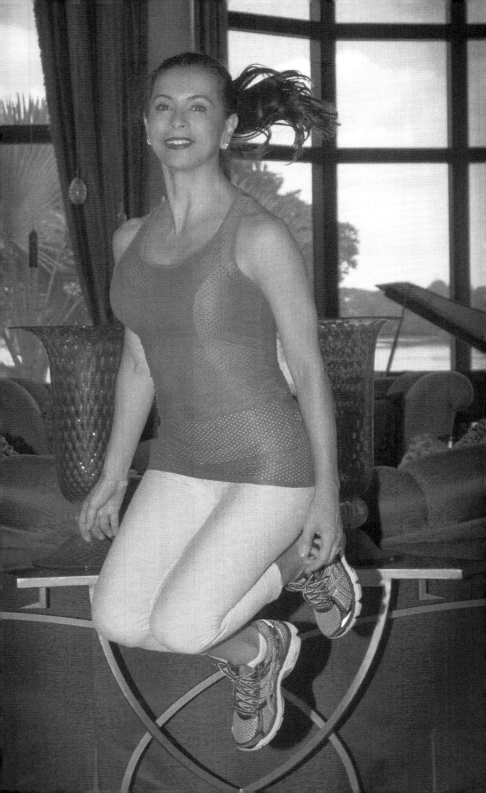

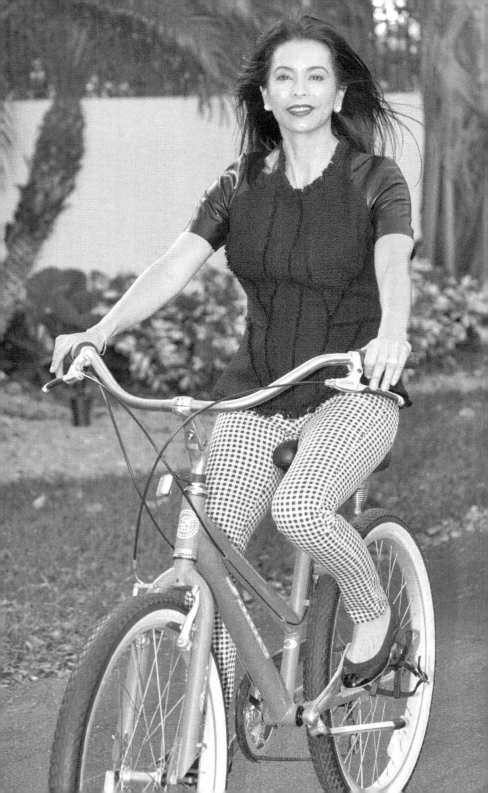

Español

No me veo de 60...
No me siento de 60...
No actúo de 60... y
¡No me importan los 60!

Luz Marleny Leeds

Con
Hellen Soriano

Dedicatoria

Esta ofrenda va dedicada a todas las mujeres, en especial a mi abuelita Josefina que a los 17 años, por un accidente, quedó paralítica.

También va dedicada a mi mamá, Amanda, quien con sus ayuditas extras conserva su belleza, entusiasmo y fortaleza, siendo un ejemplo para todas nosotras. Ella también pasó por todos estos cambios en la vida… Yo he tenido la fortuna de compartir con ella los buenos y malos momentos.

Que éste sea el principio de un proceso para aprender a gozar la vida tal como Dios nos mandó al mundo: **con amor**. Que sepamos ACEPTAR cómo nos vemos, sentimos y que estemos orgullosas de los logros que hemos tenido.

Índice

Capítulo   **Página**

Introducción

Hay quienes se refieren a nosotras como Señoras, miembros de la Tercera Generación, sexagenarias, de la "Edad Madura" o viejas. Sin duda es larga la lista de discriminantes que usan para describirnos y claro, hay que admitirlo, llegar a viejas sucks... *jajaja.*

Quiero compartir con ustedes mis ideas sobre cómo nos vemos y sentimos a los 60 años; sobre cómo llegar a esta edad con dignidad y belleza. Contarles la pura realidad acerca de cómo llegar a los 60 años con orgullo, aunque claro, con dolores y también con algunas ayuditas... jajaja.

Estoy convencida de que este libro les va ayudar a las personas que ya tienen 60 años o a las que van a llegar a los 60 años y quieren saber qué les espera en el camino... y ponerse las pilas y ayudarse.

Yo, Luz Marleny Leeds (también me llaman "Amiga Pilla") soy una mujer colombiana y pura paisa (antioqueña) y estoy FELIZ de llegar a los 60. No soy escritora pero todo lo que les voy a contar en este libro lo comparto con mucha SINCERIDAD, HONESTIDAD y sin EGOÍSMO, sin guardarme nada para mí.

No soy nadie importante, simplemente soy una mujer más que llega a los 60 años y, **por qué no decirlo, estoy muy orgullosa de mí misma.** Les voy a contar por qué y también cómo fue que conseguí llegar a esta edad de esta forma.

Deben haber muchas maneras de empezar, pero a mí lo que mejor me ha resultado es quererme y respetarme y esto es lo que yo he hecho. Nadie me ha ayudado o llevado de la mano para llegar a los 60 de esta forma: feliz y segura de mí misma, mental, espiritual y físicamente, estar lo que yo llamo "conectada", como me siento hoy, 21 de enero de 2014.

Personalmente estoy tan orgullosa de haberlo logrado que no me molesta estar asociada con el número BIG 60. Porque claro, **ni me siento ni luzco de esa edad**.

¿Cómo fue que llegué a los 60 de esta forma? Supongo que siempre tuve el incentivo de levantarme (admito, no temprano, siempre me ha gustado dormir por lo menos hasta las 9 de la mañana) y empezar el día haciendo lo que más me gusta: ejercicio.

Mi rutina diaria es muy agradable. Todos los días hago diferentes clases de ejercicio y otras actividades ya que, como dicen, "en la variedad está el placer." Veamos unos ejemplos de lo que más me gusta hacer:

A - Levanto pesas para prevenir la osteoporosis.

B - Hago *somatic movement*, una estrategia de movimiento basada en el cerebro. En otras palabras, es todo acerca de movimientos.

C - Practico Ashtanga Yoga. Esto me ayuda a entender cómo encontrar una conexión física y mental y me da herramientas para poder entender a los demás.

D - Recibo clases de baile y las mezclo. La Salsa la llevo en mi corazón, Chá-Chá (trato de imitar a Iris Chacón, ¡imagínense!), Samba (que me fascina), *Belly Dance* (es uno de los bailes más sofisticados y sensuales pero a la vez difíciles) y *Elegant Pop* (éste es un baile provocativo y también sexy).

E - Estiramientos: muy sencillo, hago lo que hacen los gatos y me estiro todos los días. Esté donde esté, hago estiramientos.

No vayan a creer en ningún momento que hago todas estas actividades en un mismo día o que me paso el día entero haciéndolas. Solamente las hago cinco días a la semana pero siempre con mucha pasión y felicidad.

Al paso de los años vamos perdiendo el balance y la postura, nos vamos encogiendo o achicando, perdiendo el famoso GARBO (con esto me refiero a estar rectas y mirando hacia adelante).

Vemos que en vez de medir 5'7'' nos vamos jorobando, echando los hombros hacia adelante y el cuello y la espalda van cambiando de posición. A medida que estos cambios nos van ocurriendo, vamos perdiendo el BALANCE.

Eso trae la consecuencia de que empecemos a caminar mucho más despacio, y con un paso mucho más corto por falta de balance. Dejamos entonces de ponernos zapatos de tacón porque cada vez que los usamos nos sentimos como si estuviéramos en un circo, caminando sobre la cuerda floja.

Por el contrario, si hacemos ejercicio y otro tipo de actividades con moderación, nos vamos a poder seguir manteniendo conectadas. Mi recomendación para ustedes es que en vez de conformarse de estar haciendo ejercicio solamente en las caminadoras o sentadas en las bicicletas estacionarias, busquen la combinación de actividades que les quede perfecta y así no tendrán nunca que perder el balance.

Muchachas, no hay excusas. No digan que no tienen tiempo de ir al gimnasio por X o Y motivo pues existen videos y también en el Internet pueden ver cualquier tipo de ejercicio y de baile. Hablando con la verdad, yo prefiero hacer todas estas actividades pues esto me saca de tener malos pensamientos... o de estar en el *mall*... jajaja.

Esto es algo que nadie puede hacer por uno, pero es reconfortante confirmar que gracias a eso he podido mantenerme así por 60 años. Aunque debo confesar que sí tuve altos y bajos en mi salud, pero nunca me di por vencida. En resumen: **siempre tuve un sueño, una meta, y la volví realidad**. Me costó 60 años de mi vida y ahora quiero compartir con ustedes mis secretos.

Las enseñanzas que voy a dar en este libro están dedicadas a mi familia y amistades, a todas esas personas que me han seguido y acompañado durante seis décadas. Todos aquellos que han compartido mi vida y que constantemente me han motivado para continuar sosteniéndome y enriqueciendo mi cuerpo, mi alma y mi espíritu.

En estas páginas voy a describir todo tipo de enseñanzas. Puede ser que algunas de estas ideas resulten superficiales para algunas personas, para otras hacer todo esto resultará agotador y lo imaginarán como un trabajo de tiempo completo, mientras que habrá quienes me insistan en que lo que debo hacer es salir a ayudar a otras personas.

Tal vez aquellos que me conocen bien se han dado cuenta que, a través de los años, he predicado todo esto constantemente y quizás ha habido quien haya prestado atención, pero creo que la mayoría de las personas preferiría tomarse la famosa pastilla milagrosa.

¿Cuál pastilla milagrosa? Muchas querrán saber. No las tendré en suspenso: ¡esa pastilla milagrosa no existe! Lo que sí existe y también lo que más sirve, es el esfuerzo y poner el 100% en lo que uno quiere conseguir. Si no se hace así, nunca tendrán resultados satisfactorios (físicos, mentales y emocionales).

Hay que recordar que no se trata únicamente del cuerpo, es la mente la que es capaz de llevarnos a conseguir las cosas que nos hemos propuesto. Y es entonces cuando podremos mirarnos al espejo y decir ¡*Wow*! **Yo sola lo logré**.

A los espejos en los que nos miramos todos los días de nuestra vida yo los llamo "MIS MEJORES AMIGOS" o "MIS MÁS CERCANOS ENEMIGOS" porque ellos nos dicen toda la verdad y nada más que la verdad. **Yo esto lo juro,** pues nos dicen cómo nos vemos tanto del cuerpo como de la cara y son los únicos que ¡no dicen MENTIRAS!

No crean que el secreto esté en pasar los días muriéndonos de hambre. Porque yo, cuando menos, puedo asegurarles que como más que cualquiera de ustedes y más frecuentemente.

Aunque sé que los buenos genes y quererse a uno mismo también ayudan.

En este libro doy recomendaciones (truquitos y ayuditas) que yo practico con mucho éxito, pero también escribo cosas que he **visto, sabido y leído** y sé que existen sin yo necesariamente haberlas usado, pero las doy con carácter informativo para que, si ustedes están pensando en hacerse algo, tengan una guía más completa de las diferentes cosas que existen allá afuera en este mundo moderno.

Además, quiero que sepan por lo que pasamos física, mental y espiritualmente en este transcurso de llegar a los 60 años.

Pero lo más importante es empezar y no parar, sin excusas. Porque si pensamos con sinceridad, ni las cirugías plásticas **ni la liposucción ni los estiramientos del estómago o de la cara nos pueden ayudar por sí solos.** Lo que tenemos que hacer es cambiar nuestra rutina diaria y yo se los digo, ¡la satisfacción es increíble!

No me malentiendan, yo estoy de acuerdo con las cirugías, las llamo "una ayuda para vernos y sentirnos mejor". La pregunta es: ¿cómo vamos a vernos y a sostenernos después de una cirugía? Volvemos al punto de que lo que hay que tener es disciplina. Créanme que no quería tener que usar esa palabra pues suena muy dura y nos hace recordar que no todo el mundo la utiliza a pesar de que saben bien que existe pero eligen pasarla desapercibida, o "por la galleta", como decimos los colombianos.

Ninguna de nosotras debemos correr a tomar una determinación tan drástica como decidir hacernos una cirugía plástica en la cara o en el cuerpo. Mucho menos en estos tiempos en los que existen tantas otras alternativas. No cometan el error de hacerlo jóvenes, esperen a salir de los pañales...

Traten de imaginar esto: ustedes van y se hacen esta cirugía de la cara, están felices. Pero cuando se ven al espejo, ¿qué pasa? Se dan cuenta que hay una diferencia entre la cara y el cuerpo y, como resultado, se nota aún más el paso de los años pues no coincide el cuerpo con la cara.

En adelante se van a ver al espejo y cada vez que lo hagan se van a sentir a veces tristes y a veces contentas. ¿Por qué? Pues porque aunque el resultado de la cirugía fue bueno, se abrió una nueva área de problemas.

Estoy hablando de que, como todas sabemos, con el paso del tiempo, todo se va para abajo. Como dicen en inglés, *it's all downhill from here*...

Hormonas... de ellas ni hablemos en este momento. Estas pobres hormonas no saben ni para dónde coger. ¿Y qué del colágeno? De los músculos ni hablemos... No hay nada mejor que reírnos de estos cambios naturales y tratar de ayudar a nuestro cuerpo a tener una madurez, por no decir "**vejez**", orgullosa.

Les comparto ahora mi primer secreto: <u>Una mente sana, tranquila, sin envidias y preocupaciones, espiritualmente relajada y respirando seguridad</u>. Así es como se llega de muy buena forma a los 60 años.

Voy a empezar a mencionar los cambios naturales e inevitables que nos van ocurriendo en nuestro cuerpo al paso de los años, recorriendo de la cabeza a los pies. Iremos viendo cómo ayudarnos a sentirnos mucho mejor. No de 20, aunque eso es lo que quisiéramos, pero sí mucho mejor.

I - El cabello

Cuando éramos jóvenes, teníamos un cabello abundante y brillante. A partir de los 40 años empezamos a notar que iba empezando a volverse delgado y que cada vez que nos cepillábamos quedaba más y más pelo en el cepillo. Ahora miramos con tristeza el cepillo todos los días y llegamos a una clara conclusión: ¡Me estoy quedando calva! Y qué otra cosa podemos pensar si llevamos unos veinte años perdiendo demasiado cabello todos los días.

Lo único que buscamos es cómo tratar de parar la alarmante caída del cabello pues al peinarnos ya nos vemos huecos en la cabeza. Al grado de que ya no sabemos de qué lado peinarnos no sólo para tapar los huecos sino porque sentimos que ya se nos ve muy poquito cabello pues lo perdemos más frecuentemente desde la coronilla hasta la frente.

Decidimos entonces tomar las cosas en nuestras manos y empezar a actuar. ¡Más vale tarde que nunca! Empezamos a comprar diferentes clases de champús y tratamientos para el cabello. Alarmadas y sin buenos resultados empezamos a visitar doctores: el médico general, el ginecólogo, el dermatólogo. Después cambiamos a métodos alternativos y vamos con el doctor holístico, también sin mucha suerte.

Seguimos comprando champús y más champús al punto que al final podemos poner un almacén pues realmente ninguno cubre nuestras expectativas. Entonces tomamos la decisión de la vida: cortarnos el pelo un poco más corto de cómo lo usamos normalmente.

Esto lo hacemos por varias razones:

1. Para cambiar, pues nos decimos que el pelo corto nos quita años.

2. Porque con el pelo corto nos decimos que se nos ve más pelo.

3. Porque nos convencemos de que es mucho más fácil para sostener.

Ya lo sabemos, no ha pasado una semana cuando nos arrepentimos y añoramos tener el pelo largo otra vez. Afortunadamente, esto es fácil de arreglar: sólo es cuestión de tiempo, de volverlo a dejar crecer.

Entonces empezamos a mirar fotos y a recordar. Con nostalgia nos da por decir "cuando yo estaba joven tenía un cabello lindísimo" y a todo el mundo le mostramos la foto. Pero, ¿qué hacemos para parar la caída o para que nos salga más cabello? Entre una y otra de estas consultas compramos muchos champús. Sólo que ahora nos damos cuenta que tenemos un problema adicional y quisiéramos tener solamente la caída del cabello. Pero ahora vienen las famosas CANAS.

II – Las Canas

No les tengo que decir que las canas se reproducen como arroz y cuando empiezan a salir no hay quien las pare. Canita por aquí… canita por allá… canitas más allá. Y además nos salen en la parte que no queremos que salgan: en la frente, en las sienes y a los lados de los oídos y ahí sí que no hay nada que hacer pues ya es un calvario, como lo llamo yo.

Empezamos entonces a comprar pinturas y a ir a que nos hagan los famosos rayitos de un color más claro y el cabello nos queda divino, brillante, hermoso. Hasta nos logramos olvidar de la caída del cabello...

Todo va súper hasta que nos tenemos que lavar el cabello y usar ¡ese champú especial que nos dieron para sostener el color! Más esclavitud…

En la primera lavada queremos gritar pues el cabello nos ha quedado completamente deshidratado y seco por el peróxido que le pusieron para hacer los rayitos...

Pero las cosas no quedan ahí. Cuando salimos al sol o nos da el viento se nos decolora el cabello y el color con el que salimos del salón de belleza no es ni sombra del que tenemos unos días después.

Desesperadas, regresamos al salón y ella o él o él/ella nos dicen: "Querida, vamos a poner un color más para quitar el rojo" o el color que sea que nos haya quedado mal.

Un día estamos contentas y el otro no. Y cuando más bonitas nos queremos ver, justamente ese día el color no cogió como antes y queremos volvernos locas.

Una cosa nos debe quedar clara: ya en ese momento estamos matriculadas de por vida en el salón de belleza y estamos destinadas a ir de peluquero en peluquero y de producto en producto. Pasamos por todo esto y continuamos poniéndole color al cabello, porque cada vez lo necesitamos más. Aunque a estas alturas ya el cabello está súper maltratado y deja de responder y es cuando más añoramos ¡nuestro cabello del color original! (aclaro que todo este proceso no es cosa de un día).

Pero no cantemos victoria pensando que las canas solamente nos están saliendo en la cabeza y que nos estamos volviendo unas ancianitas de pelo blanco. Estas canitas empiezan a aparecer también en las cejas y pedimos que cuando nos hacen el color también nos las pinten de un color más claro que el pelo para que la cara se vea mucho más fresca.

Cuando estamos tranquilas y felices pensando que ya tenemos las canas controladas nos aparecen en el área del bigote y entonces nos hacemos la depilación para terminar con ellas. Lo que no sabemos es que en realidad no hemos terminado con ellas porque ahora las vemos en las pestañas y entonces nos *frikeamos* pues la única solución es cortarlas.

Pero ahí no para el asunto pues también las vemos en las axilas y lo más deprimente es cuando las vemos aparecer en nuestra área privada, en "la Cucaracha" o, como mi amiga María la llama, "la

Mariposa", lo cual es la misma cosa con diferente nombre. Pero aquí sí es para sentarnos a llorar. ¿Qué hacemos entonces? Recurrimos a la única solución que se nos ocurre: cortarlas o hacernos la depilación total…

No se preocupen, yo he encontrado la solución para todo. Recuerden, lo único que no tiene solución es la muerte.

Luz y sus truquitos y ayuditas
para el pelo y las canas

1. Visité al ginecólogo y me recetó la maravillosa *bio-identical hormone replacement (BHRT)* en crema. Ésta debe aplicarse detrás de las rodillas, codos y cuello dos veces al día. Créanlo o no, las hormonas juegan un papel muy importante en la caída del cabello.

2. Hay que hacer un cambio en nuestras comidas, incluyendo más vegetales, frutas y pescado.

3. Debemos tomar multivitaminas y antioxidantes. Éstos últimos yo los vendo y les hablaré sobre ellos más adelante; el resultado es casi inmediato.

4. Tomar mucho más agua de lo que normalmente tomamos. Nuestra meta debe ser 6 a 8 vasos de agua diarios.

5. Tratemos de lavarnos el pelo solamente un par de veces por semana para evitar la resequedad.

6. Usar champús sin sulfato, parabeno o silicona (prueben marcas como *Wen* o *Deva*) y cambiarlos por lo menos cada mes.

7. Ir al salón por lo menos dos veces al mes a tratamientos intensivos del cabello (esos tratamientos también se pueden comprar y hacer en la casa).

8. Despuntar el cabello por lo menos una vez al mes.

9. Cepillar el cabello por la mañana y por la noche por lo menos 30 a 40 veces con la cabeza hacia abajo hasta que el cuero cabelludo esté rojo y llegue la sangre a la cabeza. Tal vez les suene muy

extraño, pero uno debe de querer a su cabello al igual que todas las partes de nuestro cuerpo. Yo personalmente le hablo a mi cabello cuando lo cepillo y le digo que está lindo. Lo hago con amor y créanme que el cabello escucha.

10. No usar el secador todos los días. A veces dejar secar el cabello al aire libre.

11. Tratar de no pintarse el pelo muy seguido. Esperar de 4 a 5 semanas y no hacer tantas decoloraciones; tratar de mantener un solo color.

12. Al ir a la playa o la piscina, aprovechen para ponerse aceite en las puntas del pelo. Éste puede ser *Argan Oil*, aceite de oliva, aceite de bebé o aceite de coco. Si no hay nada de esto a la mano, usa tu mismo bronceador.

13. Si tu pelo es demasiado frisado o tienes un crespo feo, puedes hacerte el tratamiento que llaman *"Brazilian"*. Yo me lo hice y me gustó mucho al principio. Después sentí que me había quedado demasiado liso y empecé a añorar tener mis crespos otra vez. Pero les puedo decir que es muy efectivo y da resultado de inmediato.

De cualquier forma deben tener cuidado con el sol y las aguas del mar o la piscina para no resecar su pelo.

14. Comprar postizos de flequillo (o *bangs)* pues la sacan a uno del afán. Son muy prácticos y fáciles de poner y se ve uno diferente; además, tapan las canas que nos salen en la parte de adelante. Las venden de cabello natural o artificial.

En mi opinión son mejores las de cabello natural pues se pueden cambiar de color y claro, se ven naturales. También te puedes comprar unas colas de caballo o *ponytails* que son muy fáciles de colocar. Si te causa problema ponértelas, puedes mirar videos en el Internet que te enseñan cómo hacerlo.

15. Considera las extensiones de pelo para crear más volumen o alargar el cabello. Las hay semipermanentes o de clip. Para las semipermanentes tienes que ir al salón de belleza, ahí te las pegan de diferentes formas y te duran de 5 a 8 semanas. En el caso de las de clip, tú las compras y tú misma te las puedes poner en cualquiera parte de la cabeza con los mismos resultados de la anterior.

La diferencia reside en que éstas no dañan el cabello pues te las quitas por la noche. Son muy fáciles de poner y la sacan a una de apuros. Vienen en diferentes colores, pero como son de pelo natural las puedes pintar del color de tu cabello. Si estás muy preocupada porque nunca te has puesto nada de esto, no hay problema: en el Internet encuentras videos en los que puedes aprender cómo ponerlos.

16. Yo siempre tengo a la mano pestañina gel (de acuerdo a mi color del cabello). Funciona muy bien para cubrir temporalmente las canas.

17. Como una medida extrema, considera un implante de cabello. Yo ya lo vi en una amiga con un éxito increíble.

Con estas soluciones he tenido mucho éxito con mi cabello. No es nada del otro mundo pero son muy útiles.

♥ - Con el jugo de colágeno y antioxidantes, totalmente natural, nos vamos a ver y a sentir mejor que nunca. ¡También es algo fabuloso para el pelo! Esperen al final que les prometo que les hablaré de esto.

III - Los ojos

Qué problemita éste de los ojos. Sin que nos demos cuenta, empezamos a acercar mucho el periódico y a no ver los letreros o el nombre de las calles. Entonces empezamos a arrugar los ojos para tratar de enfocar la imagen que queremos identificar.

Pasamos vergüenzas con nuestras familias y amistades y aun así nos rehusamos a ir al oculista para que nos recete gafas. ¿Solución? Nada... seguimos arrugando más y más los ojos, todo con tal de no tener que usar lentes o gafas.

Llegamos a hacer el ridículo en los restaurantes al no poder ver lo que queremos comer, pero nos es más importante que nuestras amistades no se den cuenta que ya necesitamos gafas.

Nos llega a pasar que cuando vamos de compras no podemos ver con claridad el ticket del precio de la ropa. Dejamos volar nuestra imaginación y estamos seguras que dice $180 y nos decimos ¡qué barato! Pero la imaginación dura poco porque cuando vamos a la registradora a pagar nos dicen: ¡son $1,800! y nos quedamos frías.

Cuando vamos al cine y las películas tienen subtítulos, no los podemos leer o no vemos qué está pasando en las diferentes escenas pues no vemos de cerca o de lejos o ¡de ninguna de las dos formas! Todo esto nos sucede porque no queremos que nos digan que ya estamos volviéndonos viejas.

Pero no sólo tenemos estas dificultades cuando salimos a la calle. También en la privacidad de nuestras casas nos damos cuenta que cuando nos queremos maquillar o depilar las cejas, tenemos que comprar espejos de aumento y ¡con luz!

Finalmente aceptamos que no queda ninguna otra alternativa: nos vamos para donde el oftalmólogo, nos hacen un examen y nos confirman que ya tenemos 40 años y necesitamos gafas. ¡WELCOME AL CLUB DE LOS VIEJOS! ¡Y muy pronto seremos miembros de la AARP!

Con mucha dignidad salimos de donde el doctor, recordando que él nos ha dicho que sólo necesitamos un poquito de aumento, .75. Compramos las gafas que él nos receta después de pasar horas tratando de encontrar las que nos queden mejor a la cara. No quedamos muy contentas pero qué se va a hacer: cuando toca, toca…

Creemos con esto haber resuelto el problema pero no es así de sencillo. Ahora descubrimos que, cuando vamos a manejar o llegamos al restaurante, se nos quedaron las famosas gafas en la casa. ¡Qué dolor de cabeza! Entonces empezamos a comprar ya no gafas finas sino las que venden en la droguería (total es solamente .75) y las empezamos a repartir en toda la casa para no tener que estarlas cargando de lado a lado.

No ha pasado un año cuando volvemos donde el oftalmólogo para enterarnos que necesitamos más aumento pues ya estamos viendo borroso. Nos receta un aumento de 1.25 y así sucesivamente nos va aumentando hasta el punto que llegamos a números más altos de corrección.

Por si esto no fuera suficiente, después nos mandan las famosas gafas BIFOCALES para leer de cerca y ver de lejos. ¡Qué CAMELLO esto! Es como aprender a hablar CHINO pues tenemos que practicar cómo subir y bajar los ojos para que no nos vayamos a tropezar o a caer.

Otra alternativa que nos da el doctor es usar lentes de contacto pero de la siguiente manera: un ojo va a ver de cerca y el otro de lejos (o sea, dos lentes de contacto diferentes) o si estamos con suerte sólo necesitaremos un lente de contacto... o la cirugía de uno o de los 2 ojos que se llama LASIK. Dura exactamente 3 minutos con sólo un día de recuperación. Esto es lo que yo llamo la operación milagrosa: al segundo día podemos ver perfecto.

Aquí todavía no termina mi historia de los ojos. Ahora empezamos a luchar con la RESEQUEDAD, algo que no teníamos antes pero que va creciendo a medida que los años van aumentando (por no decir que la vejez vaya progresando). Entonces volvemos donde el oftalmólogo y nos da gotas para los ojos o lágrimas artificiales y nos anuncia que tenemos que usarlas hasta la muerte.

Más adelante les hablo de la cirugía de párpados.*

IV - Las pestañas

Ojos, pestañas, todo esto va junto. Sin pensarlo mucho empezamos a aplicar la pestañina tal y como lo hemos hecho por 40 años y a encresparnos las pestañas. Pero al paso de los años empezamos a notar que cada vez hay menos pestañas que encrespar, sólo se ven huecos y las pocas pestañas que nos quedan están súper cortas. ¡Qué desilusión! Aquí comienza otro calvario...

Nos da entonces por leer revistas, tratando de averiguar qué hacer. Nos aplicamos el aceite de almendras o el *Castor Oil* solamente para descubrir que o nos da una irritación o es tan denso que al día siguiente tenemos como una nube en los ojos y no podemos ver bien.

Dejamos entonces de lado los aceites y volvemos a buscar pestañinas. Compramos unas que nos hacen ver las pocas pestañas que tenemos más largas y abundantes (y realmente algunas funcionan) pero cuando nos lavamos la cara seguimos viendo muy pocas pestañas. Tomamos entonces la decisión de no permitir que nadie nos vea sin pestañina...

Cuando finalmente admitimos que no sabemos qué hacer, aparecen las mágicas gotas de LATISSE (a pesar de que para conseguirlas debamos obtener una fórmula médica) o, para no ir al doctor, usamos productos como *Rapidlash*.

Luz y sus truquitos y ayuditas para los ojos y las pestañas

1. Yo me hice el LASIK en un solo ojo.
2. Debemos mantener las gafas de la prescripción correcta.
3. Quitar todo el maquillaje de los ojos con productos especiales como *Lid Cleanser*, agua y algodón.
4. Usar lágrimas artificiales sin preservativos. Yo las agito antes de usarlas.
5. En la noche, para dormir, usar lubricante en gel dentro de los ojos para evitar la resequedad.
6. Religiosamente usar cremas que no irriten los ojos en los párpados de arriba y de abajo.
7. Hacer masajes circulares con las cremas alrededor de los ojos por lo menos de 2 a 3 minutos. Estos masajes o golpecitos suaves los doy con mis dedos anulares de las dos manos.
8. A la hora de ir a dormir, cubrir los ojos con un antifaz para evitar la resequedad de los ojos.
9. Diariamente usar gafas para el sol.
10. Yo uso el LATISSE pero hay gente muy alérgica. Si ése es tu caso, te recomiendo tratarlo solamente dos o tres veces por semana.
11. Existen pestañas individuales, semipermanentes.

V - La cara

Recordemos el pasado cuando nos mirábamos al espejo y nos veíamos la cara llenita. Esto era antes de los 40. Después de los 40 ya nos veíamos arruguitas pero la cara seguía llenita aunque tal vez empezábamos a ver manchas de sol o de hormonas. Con todo y eso, nos sentíamos tranquilas de que las cosas no iban tan mal. Pero después de los 45 años, como de un día para otro, empezamos a notar que nuestra cara está mucho más delgada, que tenemos arrugas en la frente, el párpado y las mejillas caídos, hay líneas profundas alrededor de la boca y papada... El paso de los años suele sorprendernos sin darnos cuenta...

Empezamos a comprar todas las cremas que están en el mercado. Vemos en las revistas las famosas cremas anti-envejecimiento y las que no prometen que disminuyen, juran que quitan las arrugas de los ojos y de la cara y las manchas de sol u hormonales.

Empezamos a comprarlas y a usarlas y a darnos cuenta que algunas trabajan mejor que otras. Pero no cubren al 100% nuestras expectativas y pasamos de probar una a comprar otra, devolvemos unas a las que resultamos alérgicas y otras que definitivamente no nos sirven. Pero en todos los casos, los precios de estas cremas son ASTRONÓMICOS.

Cuando limpiamos el gabinete del baño en el que guardamos todas estas cremas nos decimos ¡qué bobas! Pues ninguna de ellas realmente nos sirve. Volvemos entonces a usar las mismas cremas

123

de siempre y, tristes, empezamos a buscar otras alternativas.

¿Qué hago yo con las cremas que ya no puedo devolver? Las uso para codos y rodillas...

Antes de optar por hacerme algo en la cara me doy a la tarea de investigar, preguntar y ver resultados en gente que conozco. De cualquier forma, no es un proceso sencillo ni es fácil tomar estas decisiones solas.

Ojalá que este problema de la cara fuera todo, pero la cosa no para ahí. Al paso del tiempo vamos dándonos cuenta de cómo la nariz crece, los ojos se achican, los lóbulos de las orejas van perdiendo el colágeno y volviéndose mucho más delgados.

Los huecos de las orejas donde nos hemos colgado todos los días de nuestra vida los ARETES (unos más pesados que otros) van haciéndose mucho más grandes. Nos damos cuenta que tenemos PELOS NEGROS GRUESOS que nos salen en el bigote o en la barbilla (además de las canas en los mismos sitios).

Todo se vuelve un desastre. Nos miramos frente a nuestro AMIGO o ENEMIGO ESPEJO y no nos queda más que hacernos la pregunta: ¿que nos pasó, si ayer estaba y me veía bien? Empezamos a darnos cuenta de la amiga, la vecina, las artistas de cine, tantas mujeres que se ven mucho mejor que nosotras y entramos en lo que yo llamo "LA CARRERA A SENTIRNOS Y VERNOS DE 25 AÑOS."

Empieza otro calvario a visitar los famosos cirujanos plásticos. "Eso sí que es un camello", como decimos los latinos, pues hay miles y miles de Cirujanos Plásticos Certificados y no sabemos cuál escoger o cuál cirugía hacernos primero. ¿Deberíamos hacernos todas al mismo tiempo? Nuestra mente corre a mil millas por hora pensando ¿cuál será el precio de todo esto?, ¿realmente necesito toda las cirugías que el doctor me recomienda hacerme? Ahora tengo 43 años y tal vez debería esperar un poco más para hacerme toda la cara, el llamado "FACELIFT"... (¡Yo todavía sigo esperando!)

Seguimos en nuestra búsqueda del mejor cirujano y visitamos uno, otro y otro más, sin saber con certeza cuál de todos nos está diciendo la verdad. Acuérdense que ellos están dispuestos a hacernos todo lo que nosotras queremos porque nuestro deseo es vernos SIN las famosas arrugas... y con la cara rellenita.

Después de pensarlo y pensarlo y de haber visitado docenas de doctores, decidimos que nos quedamos con el que nos sentimos mejor y decidimos también que solamente nos vamos a hacer los ojos. Pero justamente en ese momento el doctor nos hace un pequeño comentario sobre el hecho de que si queremos el BOTOX y los FAMOSOS FILLERS los podemos empezar a hacer.

*Con respecto al tema de los párpados, unas sólo necesitan arreglarse el de arriba, otras el de abajo y otras los dos. Para asegurarnos que tendremos un buen resultado, el doctor nos muestra fotos de cirugías de los ojos que ha hecho y además fotos de mujeres que se han puesto ya los INYECTABLES...

Viendo que estamos dudando, el doctor nos explica que esto es lo que las artistas de cine se están haciendo ahora y otros argumentos por el estilo, hasta que finalmente nos convence y empezamos con el arreglo o la cirugía de los ojos.

Tenemos tres o cuatro citas antes de la cirugía porque queremos estar seguras que él ha entendido cómo queremos que nos deje los OJOS. Para asegurar un buen resultado le hemos llevado varias fotos de nosotras cuando éramos jóvenes y otras de revistas con modelos que nos parecen fabulosas. Él a todo nos dice: "No hay problema, así vas a quedar."

Finalmente llega el día de la cirugía y nosotras ¡súper nerviosas! Pedimos a DIOS que quedemos bien y que salgamos sintiéndonos muy contentas porque realmente nos van a quitar unos cuantos años de encima. Cuando despertamos de la cirugía y nuestros ojos están hinchados y seguramente morados nos decimos: ¡qué locura hicimos!

Afortunadamente, a medida que pasan los días y nos quitan los puntos ya nos vemos con los ojos descansados y hasta nos sentimos mucho más jóvenes. ¡QUÉ ALIVIO! ¡LOGRAMOS NUESTRO PRIMER TRIUNFO! (Esto es siempre y cuando no nos hayamos hecho alguna otra cirugía antes).

Ahora el doctor quiere convencernos de aplicar los inyectables en nuestra cara (sobre esto hablo en mis truquitos y ayuditas más adelante).

Han de saber que con los inyectables los resultados son casi inmediatos, a más tardar en una semana. Pero no se nos puede olvidar que en realidad estamos apostando a la ruleta pues no sabemos exactamente cómo vamos a quedar o si somos alérgicas a estos productos (acuérdense que estos *fillers* son un veneno que le estamos metiendo a nuestro cuerpo).

También existe el riesgo que al doctor se le vaya la mano y ponga mucho en un lado y menos en el otro... es ahí cuando nos vemos distintas y nos va cambiando la expresión de la cara pues, en vez de tener la cantidad de colágeno natural que teníamos antes, nos han puesto mucho más *fillers* y nos vemos mucho pero mucho más rellenas que antes y es cuando la gente empieza a notar la diferencia entre la cara de antes y la de ahora.

Todos los *fillers* tienen diferentes usos y propósitos. Estén seguras de investigar bien antes de ponerse algo nuevo. Es mejor tratar de no poner demasiado.

Con el BOTOX ocurre lo mismo. El doctor lo inyecta en la frente, arriba de las cejas, en el medio de las cejas, a los lados de los ojos, en el lado del párpado de abajo, a los lados de la nariz... Si lo aplica bien la cara se ve relajada, pero si inyecta mucho nos vemos como si nos estuvieran tirando de atrás de la cabeza con un lazo, o un ojo puede quedar más abierto o los párpados de abajo caídos o llega a suceder que al dormir no podamos cerrar los ojos.

Hay personas que son alérgicas y hay personas que se vuelven alérgicas de tanto

127

inyectarse BOTOX. TODO SE DEBE HACER A SU MEDIDA, SIN ABUSAR. Es importante tener en cuenta que muchas de estas cosas pueden ocurrir y muchas veces el doctor no es malo, sino que nuestro cuerpo rechaza lo que nos pusieron. Pero si queremos vernos "bonitas" (entre comillas) tenemos que estar dispuestas a aguantar dolores y tirones.

Espero que estos arreglitos (truquitos o ayuditas como las llamo yo) que estamos haciendo y los dolores que estamos pasando sean porque nosotras mismas queremos vernos mucho mejor. Es decir, que no sea porque el marido, el amigo o la amiga nos lo han dicho. La decisión siempre tiene que venir de nosotras.

Acuérdense que esos dolores y ese juego en que estamos poniendo nuestra cara en este momento están en las manos de un doctor. Yo sé que nada es fácil pues acuérdense que en vez de vernos lindas puede ser todo lo contrario y vernos HORROROSAS. Y después, ¿a quién nos vamos a QUEJAR?

Luz y sus truquitos y ayuditas para la cara

1. Todos los días me lavo la cara con agua fría y con un buen jabón especial para la cara y para mi tipo de piel.

2. Usar el cepillo *Clarisonic* sólo en la noche. Este cepillo da una vibración circular y ayuda a exfoliar la piel.

3. Limpiar la cara con astringente especial para cada tipo de piel. Esto recomiendo hacerlo solamente una vez al día.

4. Aplicar una por una las cremas de la cara. Yo las coloco en la palma de la mano para frotarlas, así es como se activan los ingredientes. Si son cremas líquidas, agito el frasco antes de aplicarlo.

5. Dejar que pasen unos segundos antes de aplicar la segunda o tercera crema en la cara.

6. Aplicar la crema (yo tengo cremas diferentes para el día y para la noche) comprimiendo la cara con mis manos con suficiente crema que cubra toda la cara. Con los dedos me doy GOLPECITOS SUAVES O PELLIZQUITOS en toda la cara hasta que me queda roja y es cuando siento que las cremas que me apliqué, la piel las absorbe.

También hago ejercicios faciales todos los días al tiempo que estoy aplicando las cremas de la cara. Éstos son muy fáciles y sí trabajan. Digo algunas letras del alfabeto tales como A, I, U y exagero la pronunciación con los labios y los músculos de la cara.

Tengo tres o cuatro tipos de crema y me las pongo de acuerdo al clima o si siento que necesito nutrir o humectar más la piel. También le hablo a mi cara y le digo que está divina, que las cremas son muy buenas, que ésta es la mejor comida que le estoy aplicando...

Estas mismas cremas las uso en el cuello y en el pecho.

7. No dejar las cremas en el gabinete por mucho tiempo pues expiran aunque sean naturales. La mejor forma de saber cuándo es tiempo de botarlas es cuando huelen feo o les cambia la textura. Cada crema tiene diferente fecha de caducidad.

8. Nunca salgo de la casa sin usar SUNBLOCK. Yo uso el de nivel de protección de 45 o 50 *spf*.

9. Para manchas en la cara, yo recomiendo *lightening creams* y vitamina C en crema.

10. Faciales cada mes. Si se pueden hacer DIAMOND DERMABRATION, es excelente para disminuir arrugas y regenerar la piel porque estimula el colágeno. (Esto también se puede hacer cada mes).

11. Mascarillas caseras de frutas y exfoliaciones de azúcar. Ambas son excelentes y yo las hago semanalmente.

12. El LASER en la cara se usa para reducir arrugas moderadas, cicatrices y quitar manchas del sol. Lo hace un doctor y puede aplicarse fuerte o suave; lo pueden hacer con máquina o con ácidos (la piel queda roja). No se recomienda para personas de piel morena. El tiempo de aplicación varía entre 30 minutos y 2 o 3 horas.

No es recomendable exponernos al sol después de este tratamiento porque se mancha la cara y en vez de hacernos bien, creamos otro problema...

CUANDO SE HAN AGOTADO Y USADO POR AÑOS ESTAS CREMAS, tratando de no hacer nada muy drástico encontramos alternativas a la cirugía como los FILLERS (todos estos *fillers* son tóxicos al cuerpo por lo que es mejor investigarlos antes de usarlos, siempre yendo a un Cirujano Plástico para aplicarlos). Para estos inyectables NO se necesita anestesia general, solamente anestesia en crema o local. Les quiero volver a repetir que duelen, unos más que otros, pero de que duelen, duelen... Estos inyectables están aprobados por la FDA.

A - Inyección de Botox: no es un *filler* pero paraliza el músculo de la parte de la cara donde lo hayan aplicado, ya sea en la frente o en los ojos que es donde más lo usan. Realmente funciona y la cara queda sin arrugas, más relajada. Para ver el resultado debemos esperar unos 3 a 5 días. El tiempo de duración es de 5 a 6 meses y el precio va de $500 a $700 dólares. No se debe aplicar demasiada cantidad.

A mí me gusta que me quede movimiento en los ojos y en la frente, si no se ve uno como asustado (yo me lo aplico dos veces al año).

B - Inyección de JUVEDERM: es un *filler* y proviene del ácido hialurónico. Se usa para rellenar los huecos o como los llaman los médicos "hendiduras en la cara". Restaura el volumen en las áreas de los cachetes, los pómulos y la barbilla (ya aquí estamos hablando de algo serio). Después de 3 a 4 días se pueden ver los resultados y dura de 8 a 12 meses.

Yo me lo apliqué hace un año y me gustó, pero sólo lo he hecho una vez. Puede quedar la piel extremadamente roja, partes moradas y nudos en la cara y la piel de la cara desnivelada. El costo está entre $500 y $700 dólares. Acuérdense que si ustedes tienen problemas y algo sale mal, estos inyectables no se pueden retirar ni siquiera con cirugía.

C - El *PRP Vampire Therapy,* que es un tratamiento de rejuvenecimiento *anti-aging.* Ésta es una forma de *Vampire Facelift* del cual hay tres diferentes clases. Todas utilizan el mismo procedimiento: el Doctor DRÁCULA nos chupa la sangre de los brazos, la pone en una centrífuga, la sangre se separa y se saca el plasma (este plasma nos devuelve el colágeno, la proteína que se encuentra en la piel).

El Doctor DRÁCULA nos pone este plasma con un LASER que hace miles de perforaciones en la cara y el cuello. La piel se pone roja por dos o tres días pero no quedan cicatrices y después de tres semanas se empiezan a ver los resultados (se estimula el colágeno de la piel y la piel se ve muy fresca).

Los doctores dicen que los resultados dependen de cada uno y son temporales y tratamientos sucesivos son necesarios para adquirir mejores resultados. Éste es un tratamiento nuevo y no se sabe realmente el tiempo de duración, pero se calcula que será de 8 meses a 1 año. El costo varía entre $990 y $1,500 dólares. Yo todavía estoy planeando cuál será el VAMPIRO que me va a chupar mi sangre... parece interesante, sólo me chupan, no me cortan... (No es cómico).

También sé que existen otros *fillers* pero de ellos no les puedo comentar nada:

A - Inyección de RADIESSE

B - Inyección de RESTYLANE

C - Inyecciones de SCULPTRA (da mucho más *fullness* que todas las otras)

Estos otros procedimientos se necesitan aplicar con anestesia general:

A - Inyecciones de nuestra propia GRASA. La sacan de nuestro cuerpo y la inyectan en la cara para aumentar el volumen. Este procedimiento se usa mucho más frecuentemente después de un *facelift* total.

B - IMPLANTES EN LA CARA. Esto sólo lo quiero mencionar porque sé que existe. Dicen que están hechos con materiales biocomparables diseñados para aumentar la estructura de la cara, de la barbilla y de los cachetes. Me parecen muy artificiales y no he visto a nadie que se vea bonita después de hacérselos.

C - El famoso FACELIFT y CUELLO. En este procedimiento te cortan y estiran la piel. Después de cortar y estirar inyectan algunos de estos *fillers* (que nombré anteriormente) para hacer que la cara se vea más rellenita. Obviamente, aquí ya estamos hablando de algo mucho más serio.

Tú puedes decidir si quieres que te hagan sólo la cara y no el cuello. ¡Se me olvidaba! Si no estás contenta con tu nariz también te la pueden arreglar en el mismo momento, así que aprovechemos y pensemos qué más nos disgusta de la cara y ésta es nuestra oportunidad de arreglarlo. Obviamente el precio varía, pero te recuperas de todo a la misma vez.

Este procedimiento dura por muchos más años que los *fillers* pero requiere más tiempo de recuperación. Estamos hablando de tres a seis semanas y tiene más riesgos porque se necesita hacer bajo anestesia general. Un riesgo que no podemos dejar de lado es la posibilidad de que el doctor nos deje demasiado estiradas. En este caso no podemos hacer nada más que esperar y con el paso del tiempo la piel se irá aflojando hasta que empecemos a vernos normales. El precio varía entre doctor y doctor. Los precios fluctúan desde el más barato, que está en unos $4,000 dólares hasta el doctor más famoso en California que cobra $35,000.

Hay gente que viaja a otros países a hacerse estas cirugías porque el precio es mucho más cómodo pero deben tener en cuenta que en estos casos existe mucho más riesgo.

LES PUEDO GARANTIZAR QUE DUELE Y ES INCÓMODA pero después de esta cirugía podemos pasar por tener 20 o 30 años... Todo esto está bien si no MOSTRAMOS EL RESTO DEL CUERPO, que es el que nos va a delatar... (Y aquí empezamos a arreglar el resto del cuerpo y si no, no estamos contentas).

Yo personalmente por ahora no estoy interesada. Voy a esperar lo que más pueda antes de hacerme esta "AYUDOTA", jajaja.

134

VI - Dientes

Al paso de los años empezamos a perder la sonrisa radiante y sexy que teníamos cuando éramos unas adolescentes, cuando íbamos por todas partes mostrando esos bellos dientes que tanto tiempo nos tomó llegar a tener. Pero es que ya ha pasado mucho tiempo, después de todo dejarnos esos *braces* a la edad de 14 años…

Ahora los dientes son otro capítulo de los tantos que tenemos que cuidar. Empezamos a ver que cuando tomamos café, té, vino rojo o refrescos de cola los dientes nos quedan de color oscuro. Poco a poco se van volviendo amarillos y empiezan a perder el brillo.

Y si fumas ni te imaginas, pues vas a tener un LETRERO MUY GRANDE DE COLOR NEGRO Y UN OLOR A MUERTO EN LOS DIENTES que dice "YO FUMO…"

Luz y sus truquito y ayuditas para los dientes

1. Usar hilo dental y palillos después de cada comida.
2. No se trata solamente de cepillar rápido los dientes. Por lo menos debemos tomarnos de 3 a 5 minutos en la mañana y en la noche antes de acostarnos dándole un muy buen masaje y una buena limpieza a las encías y a los dientes. Yo prefiero usar el cepillo automático que el regular.
3. Ir al dentista y a limpieza de dientes por lo menos dos veces al año. En caso de ser fumadoras, ir cada tres meses.
4. Usar crema dental con blanqueador por lo menos una vez al día. Yo uso SENSODYNE para encías sensitivas ya que es mucho más suave.
5. Existen los blanqueadores que se pueden usar en la casa de 5 a 7 días. Yo los uso y dan muy buenos resultados.
6. También podemos ir al dentista para que nos blanqueen los dientes. En mi opinión los dientes quedan demasiado blancos.
7. También existen las famosas chaquetas. Éste es un procedimiento con el que cubren nuestros dientes originales y debe hacerse con un dentista especializado. Con esto, quedan los dientes todos parejos y del mismo color. Hay unas buenas y otras MMM…

VII - Labios

Para mantener los labios en buen estado es necesario humectarlos con AYUDA de una crema cada noche y exfoliarlos cada semana una vez que pasamos de los 40.

Después de usar labial por tantos años y de no tomar suficiente agua y no humectarlos, los labios se vuelven secos y van perdiendo el color rosado que teníamos cuando jóvenes. En aquel entonces era un labio sensual sin nada de labial o *gloss* pero a medida que hemos ido poniendo más pintura sobre los labios empezamos a quitarles el color y a resecarlos.

Esos labiales que duran todo el día resecan los labios tremendamente y cuando los aplicamos quedan los labios partidos y "secos" no son nada sexy. Pero no se preocupen, también para ellos hay ayuda.

Los labios pierden su relleno y carnosidad. Es cuando se usan los *fillers* de silicona o colágeno, pero hay que tener cuidado ya que pueden quedar nódulos o bolas, quedar desnivelados o demasiado gruesos. O podemos terminar viéndonos como un pato...

Luz y sus truquito y ayuditas para los labios

1. Debemos mantener los labios humectados con crema humectante todo el tiempo, sobre todo en la noche, antes de poner un labial y después de las comidas. Yo les recomiendo usar un tratamiento acondicionador diario, de preferencia con un factor de protección solar cuando menos de 20.

2. Cuando me cepillo los dientes también cepillo la lengua para sacar las bacterias y no tener mal olor en la boca

3. Créanlo o no también cepillo los LABIOS para darles más circulación y para regresarles su color rosado original.

4. Usar labiales cremosos o *gloss*.

5. Inyectar *fillers* de SILICONA o COLÁGENO. Yo ya he usado inyecciones de silicona en los labios y me quedaron perfectos. Esto lo hice ya hace más de 10 años y nunca me he puesto más pues no lo he necesitado. No me gusta quedar muy inflada. Les recomiendo tener cuidado al usarlos ya que estos *fillers* pueden causar problemas de nudos y exceso de inflamación. En ese caso los labios pueden quedar como de PAYASO o verse como un pato. El precio está entre $500 y $700 dólares.

VIII - Cuello y pecho

¿Se acuerdan del cuello largo que teníamos cuando éramos jóvenes? Antes de empezar a perder las hormonas y la elasticidad de cuello parecíamos unas JIRAFAS y nos lucía todo lo que nos poníamos. Los suéteres de cuello alto, las bufandas… Además, no teníamos ahí ni una sola arruguita ni teníamos papada. De toda esta zona ni nos preocupábamos.

Pero los años no nos pasan en vano. Ese cuello largo y liso se va achicando poco a poco y arrugando y la piel se ve seca y marchita. Además de que va saliendo la famosa papada. Ya estos suéteres no nos quedan como nos quedaban. ¿Qué se puede hacer? O, mejor dicho, ¿se puede hacer algo?

El pecho no se salva y le ocurre lo mismo que al cuello, la piel se empieza a arrugar y a marchitar.

Siempre podemos esperar una mejoría con la ayudita de cremas y ejercicios. Pero claro, cuando ya las cremas no nos ayudan después de haber tratado varias, está la famosa cirugía estética, que es una alternativa más.

Luz y sus truquito y ayuditas para el cuello y el pecho

1. Hacer ejercicios para el cuello.
2. Exfoliar el cuello y el pecho con los mismos productos que usamos para la cara por lo menos una vez a la semana.
3. Masajear el cuello y pecho con las mismas cremas que usamos en la cara. (Yo me doy palmaditas hacia arriba por lo menos por tres minutos).
4. Además de las cremas de la cara, uso una crema más que sea especial para el cuello y la bajo hasta el pecho.
5. Yo duermo boca arriba. Esto evita las arrugas de la cara y el cuello; también coloco una almohada debajo de las rodillas para quitarle presión a la espalda.
6. Si a pesar de hacer todos los puntos anteriores no están contentas, existe otra alternativa: se pueden hacer cirugía plástica del cuello. Para esto les recomiendo esperar hasta estar totalmente seguras.

IX - Los senos

En el tema de los senos quiero empezar enfatizando la importancia de la auto-exploración de los pechos y axilas en busca de bultos o nódulos sospechosos (aunque NO todos los nódulos son cancerosos). Esto debe empezar a hacerse a partir de los 20 años de edad.

Aunque nos realicemos estos auto-exámenes se recomienda hacernos la primera MAMOGRAFÍA a la edad de 40 años y, de ahí en adelante, una mamografía anual, pues el diagnóstico precoz es lo más importante.

Con los senos me he dado cuenta que hay quienes nacieron premiadas con unos senos lindísimos, firmes y de un tamaño espectacular como de revista. Otras, como yo, somos lisas como una tabla o, como yo describía a mis senos: como picadura de mosquitos (no me estoy quejando, ahora mejor me río...).

Obviamente esto fue lo primero que me arreglé. Me hicieron el famoso aumento de los senos pues en ese entonces, cuando éramos jóvenes, queríamos imitar a Sofía Loren o a Dolly Parton. Y porque algunas (o la mayoría) pensábamos que si no teníamos senos más grandes no nos veíamos bien y la ropa no nos quedaba como queríamos. También teníamos la seguridad de que había que hacerlo porque ningún hombre nos iba a mirar pues (entre otros mitos) a la GRAN, GRAN mayoría de los hombres les gustan las mujeres de senos grandes.

Ahora YO me digo ¡qué tontería! pues después de los 55 ya tengo un poco más de senos y no hubiera tenido la necesidad de hacerme el aumento, solamente hubiera tenido que esperar 55 años de mi vida para tener un poquito más... jajaja.

El aumento de los senos se hace por medio de cirugía plástica (acuérdense de buscar un Médico Cirujano Certificado). En este procedimiento le ponen a uno implantes que pueden quedar colocados:
a. detrás del músculo,
b. detrás de la glándula mamaria, o
c. una combinación de a y b.

Hoy en día encontramos que los implantes pueden ser de diferentes tipos y formas (redondos o anatómicos), lisos o texturizados. Su composición puede ser de GEL DE SILICONA o de SOLUCIÓN SALINA.

Con la silicona se sienten más naturales que con los de solución salina y hay varios tamaños que uno puede escoger. Aquí es cuando nos equivocamos ya que no escogemos el tamaño adecuado y quedamos con unos senos súper grandes para nuestro cuerpo. Más bien quedamos con los senos de una vaca...jajaja.

Esta cirugía se hace con anestesia general y dura aproximadamente de 45 minutos a 1 hora.

En cuanto al postoperatorio, el dolor mejora a los dos días después de la cirugía y se debe usar un brasier especial por 1 a 3 meses. No se deben hacer actividades deportivas por lo menos durante esa misma cantidad de tiempo.

El precio oscila entre $3,500 y $12,000 dólares dependiendo del médico y del país en el que se la hagan.

Como cualquier otra operación, también ésta conlleva riesgos. Los senos pueden quedar duros o se puede presentar una contracción capsular. Ésta se da cuando el cuerpo rechaza el implante y puede deformar el seno. Otros problemas que pueden presentarse son infecciones o pérdida de sensibilidad.

Hablemos ahora de las mujeres que nacieron premiadas con esos senos espectaculares y llegaron a los 40 años más o menos contentas con ellos. Después de los 40 tuvieron hijos, engordaron, adelgazaron... estos senos divinos se empiezan a ir para abajo, se van cayendo como UNA ni se lo imagina... ¡Qué ironías nos da la vida! Jajaja...

Entonces hay que pensar en reducirlos o levantarlos con cirugía plástica. Rezamos otra vez (y como pueden ver rezamos muchas veces antes de entregar nuestro cuerpo a los cirujanos plásticos para que Dios nos ayude a que todo salga bien) y le entregamos los senos al Dr. X para que nos los deje con la forma de "dos perfectas gotas de aceite" (¡soñar no cuesta nada!).

La realidad es que NUNCA QUEDAN IGUALES, o no como los soñábamos y la culpa muchas veces no es del doctor. Es nuestro cuerpo que rechaza los implantes o qué sé yo. Pero al final no tenemos otro remedio más que conformamos como queden...

Luz y sus truquitos y ayuditas para los senos

1. Estar pendientes de los masajes en la ducha para detectar cualquier clase de nódulos en los senos o axilas.
2. Hacer cada año la cita para la MAMOGRAFÍA.
3. Para los senos, usar un buen brasier, tanto para senos naturales como artificiales.
4. Usar brasieres especiales para hacer ejercicio.
5. Hacer ejercicio para el pecho.
6. Aplicar cremas para mantener la piel del seno suave y humectada.
7. Cirugías plásticas: si no estás contenta con los senos que tienes, busca un buen cirujano con certificación.

X – Estómago y los gorditos de los lados

Nacemos con un estómago plano, sin GORDOS, absolutamente perfecto (hablo de la parte externa del estómago, no de la parte interna) y todo va bien hasta más o menos después de tener el primer hijo (pero muchas veces aun sin tener hijos pasa lo mismo). Empezamos a engordar y a adelgazar y a no hacer ejercicio…

Para complicar todavía más las cosas, a medida que los años van pasando vamos perdiendo la elasticidad de la piel (las hormonas nos empiezan a disminuir) y los músculos del estómago se van aflojando. Sin que sepamos cómo pasó, empezamos a tener el famoso ESTÓMAGO más grande y caído. Por si esto fuera poco, empiezan a salirnos gorditos de los lados, eso sin mencionar las estrías o la celulitis…

No queremos ponernos vestidos de baño ni ropa muy pegada al cuerpo pues no queremos que nadie se dé cuenta que tenemos estómago o, peor que eso, que crean que estamos embarazadas…

Considerando que ya no nos queda otro camino, empezamos a ir al gimnasio a hacer el famoso CARDIO para quemar grasa. También nos ponemos a hacer como locas miles de abdominales, algunas veces con resultado pero generalmente seguimos con eso que tanto nos molesta: el estómago.

Nos miramos al espejo y nos decimos: "Tengo que resolver mi problema con este estómago. ¿Qué podré hacer?" Pero lo único que hemos VISTO, LEÍDO o ESCUCHADO es: LA LIPOSUCCIÓN. Empezamos a pensar en hacérnosla en el abdomen y los gorditos de los lados (hay varias clases de procedimientos) o incluso llegamos a considerar algo más serio como la CIRUGÍA PLÁSTICA DEL ABDOMEN (ABDOMINOPLASTIA).

Y, ¿qué creen? Dejan de lado el ejercicio y deciden que la LIPO es lo ÚNICO que les va a ayudar. Vuelven a la misma rutina de buscar al doctor del que han leído o aquél que la gente les ha recomendado y empiezan lo que yo llamo el calvario...

Tomen en cuenta que ésta es sólo información que yo les estoy dando, por si ya lo hicieron y alguna de las cosas que mencioné les ha pasado o por si lo están pensando y sepan "en qué bus se van a subir".

Si se hacen la Lipo y piensan que después de hacerla todo termina ahí, tengo una noticia más que darles: NO ES ASÍ. Cuando el doctor termina la cirugía les va a decir: este procedimiento no les dará buenos resultados si ustedes no hacen cambios en su plan de DIETA y EJERCICIO.

Ahí es cuando vamos a tener problemas pues son muy pocas las personas que tienen un resultado completamente satisfactorio al hacerse una operación en cualquier parte del cuerpo en la que hayan utilizado la Lipo o cualquier tipo de cirugía, pues si no tienen DISCIPLINA ninguna de estas ayuditas sirven... Lo único que sí es seguro es que van a perder tiempo y plata.

En esta cirugía conocida como "LIPO" le sacan a uno el exceso de grasa del abdomen y de los lados. Aunque yo no me la he hecho, he oído decir que puede ser muy incómoda y que la recuperación puede ser muy larga, incluso que después de dos meses puede seguir habiendo dolor. Pero también dicen que cada persona es diferente... El precio oscila entre $4,000 y $9,000 dólares, dependiendo del médico y del país en donde se la hagan.

Puede hacerse con anestesia local o general, depende del médico y se experimenta dolor, hinchazón, ardor y sangrado temporal después de la LIPO. Tiene riesgo como todas las cirugías.

Hay personas que realmente sí hacen un cambio de dieta y ejercicio, son muy felices y tienen muy buenos resultados.

Las que no tienen buen resultado con la LIPO por X o Y motivo se van al siguiente paso. Éste es mucho más dramático y se llama ABDOMINOPLASTIA. Esta cirugía se hace con anestesia general y con ella se elimina completamente el exceso de grasa y de piel flácida del abdomen.

Advertencia: es costosa y dolorosa y requiere un largo tiempo de recuperación. Por esa razón, es importante que realmente se tomen el tiempo de buscar un buen doctor que haya hecho muchas de estas cirugías. El costo va de $6,000 y $10,000 (aproximadamente) y depende del doctor y del país en el que se hace.

Si creen que después de esta cirugía ya se arregló todo, les tengo una sorpresa: ¡es ahora cuando más importante se vuelven la DIETA y el EJERCICIO!

Luz y sus truquitos y ayuditas para el estómago y los gorditos de los lados

1. Hacer ejercicio: cardio y abdominales.
2. Estar conscientes de la alimentación y de las cantidades que consumimos.
3. Aplicar cremas para mantener la piel del estómago suave y humectada.
4. Cirugía plástica: si no estás contenta con el estómago que tienes, busca un buen cirujano que esté certificado.

XI - Caderas, piernas y la piel del cuerpo

¿Recuerdas las caderas que tenías a la edad de 20 o 30 años? ¡Eran paraditas! Ahora ya van para el piso, ya no tienen ni forma ni figura... Los pantalones apretados ya no nos quedan bien, la cola nos queda como una plancha. Además, se salen los famosos conejos a los lados de las caderas y la celulitis en esa parte del cuerpo empieza a aparecer.

Totalmente disgustadas, empezamos a tratar de hacernos promesas como las que hacemos cada 31 de diciembre de cada año: esta vez sí vamos a ir al gimnasio a hacer más cardio y a ponerle más cuidado a la dieta. Creemos que este problemita lo vamos a arreglar rápido. También creemos que "es diciendo y haciendo", pero no es así.

Nos sentimos tristes y queremos una solución inmediata. Es entonces, cuando nos miramos en el amigo/enemigo espejo, que llegamos a pensar que la única alternativa para quedar con el cuerpo que queremos es la LIPOESCULTURA de todas estas partes del cuerpo que nos molestan. Pero como yo ya expliqué antes, no es así de sencillo, puede haber también complicaciones, como con toda cirugía. Además, un problema adicional es el de mantener la cirugía...

Esta lipoescultura tiene un precio de entre $2,000 y $7,000 dólares, dependiendo del país y del médico. También depende de las partes del cuerpo que nos queremos componer: abdomen, brazos, rodillas, glúteos, senos, papada y cuello, cadera o cintura. Requiere de anestesia general.

Al terminar la cirugía es necesario estar un mes o mes y medio con una faja especial que debe llevarse puesta todo el día y con drenajes linfáticos... Después hay que seguir haciendo lo que nunca quisimos hacer: ejercicio y llevar una buena dieta por el resto de nuestra vida...

Y si ésta no sirve porque... MMMM, pasamos a ponernos implantes o inyectables o inyecciones de grasa de nuestro propio cuerpo en la COLA *¡¡hohohohoh!!* Recuerden que con estos implantes nunca más les van a poder poner INYECCIONES INTRAMUSCULARES. Si lo hacen se desinflan y pierden una nalga ¡jajaja! Entonces les queda ¡una inflada y la otra desinflada! ¿Chistoso? Sí es. (¡Por esa razón yo he decidido no hacérmelo! ¡Mejor hago muchos ejercicios para la cola en el gimnasio!).

Estos procedimientos tienen mucha controversia pues al principio se ven bien (y eso entre paréntesis) pero a medida que van pasando los años TAMBIÉN se van cayendo. Yo no me imagino de 60 años y con una cola redonda como una almohada, o recién hecha y bien parada, más redonda que la cara o por el mismo estilo de la cara inflada... jajaja.

Como con toda cirugía, también ésta tiene complicaciones. Se necesita anestesia general, la recuperación varía entre 3 a 5 días si se trata de aumento con grasa y de 2 a 3 semanas si es aumento con implantes. En ambos casos, los resultados se ven inmediatamente. En cuanto al costo, éste puede variar entre $3,000 y $5.000

dólares. (Todo esto es sólo con carácter informativo).

La piel de todo el cuerpo empieza a perder el colágeno y esto es normal. Vamos a vernos más arrugas en la cara, el cuello, el pecho, las manos, las piernas y las rodillas. También empieza a aparecer celulitis en las piernas y los músculos empiezan a perder su tono. Se ven más flácidos, pierden el llamado "tono muscular".

En general, nos volvemos flácidas y es cuando realmente empezamos a notar los años. Pero como no lo queremos aceptar, vamos a los famosos masajes de estimulación del colágeno. En este caso, nos recomiendan comprar una serie de 12 (por un precio de $350 dólares) que tienen que hacerse por lo menos 3 veces a la semana. De lo contrario, nos dicen que no sirven y en realidad yo pienso que no funcionan.

Ustedes saben cuál es la realidad: caemos en comprarnos y hacernos cosas que creemos que nos van a ayudar, siempre esperando resultados inmediatos. Les tengo una noticia: las cosas no funcionan así. Si hemos estado abusando nuestro cuerpo por 40, 50, 60 años o más, teniendo una alimentación indebida, licor, cigarrillos, parranda, etc., y por lo general haciendo muy pocas actividades o ejercicios, tenemos como resultado que nuestro cuerpo se haya deteriorado de esta manera. En unos casos más rápido que en otros.

Aunque todas vamos a llegar a viejas, unas tratamos de retardar lo que más se pueda este procedimiento de vejez que es INEVITABLE con o sin cirugías plásticas. Yo en este momento, escribiendo este libro y con una sonrisa en mi boca, me digo: "¡Qué infantiles somos! NO QUEREMOS ACEPTAR LLEGAR A VIEJAS". Jajaja…

Luz y sus soluciones y truquitos para caderas, piernas y la piel del cuerpo

1. Comer una dieta balanceada que incluya proteínas, carbohidratos y vegetales.
2. Hacer ejercicio.
3. Hacer exfoliación de la piel con cremas.
4. Cepillar todos los días el cuerpo en la ducha con un cepillo especial.
5. Tomar por lo menos 8 vasos de agua al día.
6. Tomar cápsulas de aceite de pescado.
7. Hacernos masajes regulares, por lo menos 2 veces al mes.
8. Usar cremas para hidratar el cuerpo.
9. Ir al ginecólogo y tratar de tener las hormonas balanceadas.
10. Con ayuda y guía del médico, tomar pastillas de calcio.

XII - Pérdida de la memoria

Al paso de los años, como de los 40 años en adelante, empezamos a notar la pérdida de la memoria y de la concentración.

Para los 60 años ya tenemos mucho más trabajo acordándonos de los nombres de las personas y, con signo de interrogación en la cara, le preguntamos a la amiga o a la persona con quién estamos hablando: "¿Te acuerdas del nombre de… que vimos la semana pasada en el supermercado e iba con la esposa que iba vestida de rojo?"

No nos acordamos ni del nombre de él o de ella y cuando a la persona a la que le estábamos preguntando nos recuerda el nombre, ahí mismo nosotros lo recordamos. Esto es embarazoso. Pues lo tenía en la punta de la lengua…

Poco a poco empieza a sucedernos que no nos acordamos en dónde dejamos el celular... Dónde quedaron las llaves del carro... A quién tenemos que llamar... Nombres de películas... Los cumpleaños o aniversarios de nuestros seres queridos...

Esto ocurre con la edad. NO le pasa a todas las personas pero a la gran mayoría de nosotros nos ha ocurrido y unos días son peores que otros. A esto se llama pérdida de la memoria de largo o corto plazo. Uno se acuerda de las cosas que pasaron hace mucho tiempo mucho más fácilmente que las que acaban de pasar y otras personas (como YO) tenemos problemas con recordar nombres de personas o lugares.

Yo me ayudo con *Post-It notes*. Escribo todo lo que necesito acordarme y lleno la puerta de la nevera, los espejos del baño o el escritorio con estos pequeños recordatorios de papel. Con mucho miedo pensamos que ya nos está empezando el bien conocido ALZHEIMER'S. Yo personalmente espero tener muchos años con mis pensamientos en orden frente a mí. He decido probar un programa online de entrenamiento del cerebro llamado LUMOSITY. ¿Ahora soy capaz de enumerar los 44 presidentes de Estados Unidos? No. ¿Pero puedo más fácilmente recordar dónde puse mis llaves? Sí. Y creo que ser capaz de salir de mi apartamento y cerrar la puerta es una habilidad mucho más valiosa que recordar a James Buchanan. Jajaja.

Lo que dice mi amiga… ¿cómo es que se llama? ¡Ah! María, es que ya a los 60 años estamos en línea descendiente para ir a visitar a DIOS y a nuestros seres queridos y amigos que ya se encuentran en Paz con Dios…

XIII - Falta de sueño

Después de los 40 o 45 años empezamos a tener problemas para dormir. Ya no dormimos toda una noche seguida como antes, ya nos despertamos y tenemos que orinar más frecuentemente o nos despertamos y nos ponemos a pensar en cosas efímeras o cosas que NO han pasado y que no van a pasar, a crear preocupaciones y problemas que no tenemos, a hacer los problemas mucho más grandes de lo que son y a voltearnos de lado a lado sin poder volver a conciliar el sueño. O sin motivo nos despertamos a las 3 o 4 de la mañana, ¿te suena esto familiar?

La noche se nos hace eterna... cuando suena el despertador y es hora de levantarnos no queremos salirnos de la cama pues nos sentimos cansadas, agotadas de no haber tenido nuestras 7 u 8 horas de sueño...

A la mañana siguiente nos vemos terribles y actuamos como ZOMBIES. Es entonces cuando empezamos a ver cómo podemos recuperar el sueño naturalmente e intentamos hacer todo lo que sugieren las revistas o nuestras amigas:

A - No comer comidas pesadas justo antes de ir a dormir.

B - No hacer ejercicio en la noche.

C - No tener la TV en el cuarto.

D - Poner la temperatura del cuarto bien fría.

E - Llevar a la cama un buen libro para leer.

F - No consumir bebidas con cafeína antes de dormir.

G - Acostarse a la misma hora todos los días, de preferencia entre 9:30 y 10 p. m.
H - Contar ovejas o hacer ejercicios de respiración en la cama, etc. Jajaja.
Cuando caes en cuenta que nada de esto te ha servido, vas a al médico a que te recete algo para que puedas dormir… y es cuando desde muy temprana edad te vuelves adicta a las famosas pastillas para DORMIR… Qué problema…

**

Qué tal cuando una se mira al espejo y se dice: ésta no soy yo. O cuando ese día precisamente nos sacan fotos y quedamos feísimas y las queremos romper. No se preocupen que mi amiga Mitzi dice: las fotos donde nos vemos viejas y feas no las botemos pues no es sino guardarlas por unos años y después las sacamos y nos vemos divinas.

Luz y sus truquitos y ayuditas para pérdida de la memoria y falta de sueño

1. Mantener una dieta balanceada.
2. Tomar cápsulas de aceite de pescado.
3. Hacer ejercicio: caminar, bicicleta, baile, ejercicios de coordinación, etc. Hacerlos de manera regular por lo menos 30 minutos.
4. Hacer ejercicios para la memoria como *Lumosity*, rompecabezas o crucigramas.
5. Aprender o tener algún hobby.
6. Ir al ginecólogo y tratar de balancear las hormonas.
7. Tomar agua aromática de manzanilla (sin cafeína).
8. Poner gotas de lavanda en la almohada, esto nos ayuda a relajarnos.

♥ - Con el jugo de colágeno y antioxidantes, totalmente natural, nos vamos a ver y a sentir mejor que nunca. ¡También es estupendo para falta de sueño, pérdida de la memoria y todas las partes del cuerpo como labios, cuello, pecho y abdomen! Esperen al final que les prometo que les hablaré de esto.

XIV - Hormonas

Éste es uno de esos temas de nunca acabar y como yo he repetido yo NO soy doctora pero sí me considero una doctora frustrada...

Los cambios hormonales marcan una diferencia en la salud de todas nosotras las mujeres, querámoslo o no lo queramos... **Ésta es una verdad de la que no nos salvamos, así seamos de raza blanca o negra, flacas o gordas, ricas o pobres, altas o bajitas, así hayamos sido reinas de belleza en nuestra juventud o hijas del príncipe azul.**

Hormonas, *hot flashes*, pre-menopausia, menopausia... ¡*Holy COW*! Todas sabemos sobre los ciclos de nosotras las mujeres que empiezan con la menstruación a los 14 o 15 años y terminan con la menopausia alrededor de los 50.

A partir de la primera menstruación empezamos a sufrir de cólicos, dolores de cabeza, inflamación en todo el cuerpo, dolor en los senos, cambio de nuestro temperamento... Nos volvemos como brujas. Y si llegamos a tener periodos muy fuertes, cada mes es un calvario para nosotras esperar la menstruación.

El ginecólogo se vuelve parte de nuestras vidas y tenemos nuestro primer *PAP SMEAR* a la edad de 21 años.

Al empezar a tener relaciones sexuales, elegimos tomar las pastillas anticonceptivas o nos ponen el dispositivo o las inyecciones... nada de eso es natural para el cuerpo, pero si no lo hacemos vamos a tener docenas de hijos... jajaja.

Con las pastillas anticonceptivas los periodos se nos mejoran un poco, pero tienen el efecto de hacernos engordar por el exceso de estrógenos... Todo por un minuto de placer y para evitar tener hijos. Continuamos usando todos estos métodos anticonceptivos por muchos años.

Realmente la mejor edad de la mujer para concebir o donde uno se siente súper bien es de los 28 a los 35 años. Pero ahora que ya queremos tener hijos y quedar embarazadas nos cuesta mucho trabajo por todos los años que hemos estado con anticonceptivos.

Después comienza otro calvario de nuestra vida: pérdidas de embarazos, fibromas uterinos, hemorragias, etc.

A los 40 ya hay quienes empiezan con los *hot flashes*, con manchas en la cara por exceso de estrógenos, a engordar y a tener *MOOD SWINGS*, ansiedad e irritabilidad. Empezamos a tener problemas emocionales y de salud que son además causados porque ya las hormonas no están trabajando al 100%.

También vamos teniendo problemas menstruales y los *PAP SMEARS* empiezan a tener resultados irregulares. Aquí es cuando los doctores quieren hacernos la famosa histerectomía que puede ser parcial o total. Nos quitan el útero o el útero y ovarios. Con esto, nos mandan a una premenopausia o menopausia acelerada.

Realmente no sabemos a qué tipo de vejez vamos a llegar fuera de las arrugas y de las canas...

161

EMPEZAMOS A TENER CAMBIOS FÍSICOS Y EMOCIONALES, molestias en otras partes del cuerpo… Fuera del problema de los ovarios, empezamos con alta presión, osteoporosis, artritis, problemas estomacales, del corazón, de la vejiga y urinarios, problemas con los ojos y los oídos, la espalda, las caderas, enfermedades crónicas como cáncer en los senos u ovarios… y DEPRESIONES TERRIBLES.

El paso de los años también nos va afectando los dientes y hasta la SEXUALIDAD. Empezamos a tomar pastillas para cubrir (no para curar) esos problemas y esos medicamentos tampoco sirven.

Desesperadas, empezamos a ir a doctores holísticos y ellos tampoco dan con nuestros problemas. Pero no por eso vayan a creer que los problemas que sentimos sean ficticios ¡NO! ¡Son reales!

De este PROCESO DE ENVEJECIMIEN-TO no nos salvamos ninguna de nosotras. Vamos a pasar por más de dos o tres de estos problemas después de los 40 años. Y no quiero asustarlas de la cantidad de hormonas que existen en nuestro cuerpo pues no son solamente los ovarios los que nos pueden estar causando tantos problemas, pueden ser:

- Estrógeno
- Progesterona
- DHEA
- Testosterona
- Cortisol
- Oxitocina

- Tiroideas

La parte SEXUAL es donde más se sufre con los años, me refiero a la falta de apetito sexual. Ese sexo apasionado que teníamos por años va disminuyendo, disminuyendo y disminuyendo... hasta que va quedando en nada... ¿Y a qué se debe? A la deficiencia de hormonas que también causa resequedad en la vagina. Es aquí cuando hay que ir al ginecólogo a que nos haga exámenes de sangre o de saliva para determinar qué clase de hormonas necesitamos y nos dé una prescripción.

En mi caso siempre estuve a la expectativa y fui a visitar a mi ginecólogo. Él me recomendó las cremas *Bio-Identical Hormone Replacement* o *BHRT* (que aplico dos veces al día) y la progesterona natural en pastilla, que tomo todas las noches.

Para la resequedad de la vagina uso:

a. Crema de *Estriol*. Se aplica una pequeña cantidad tres veces por semana. Tiene que ser prescrita por un médico.

b. El aceite de coco. Es excelente y no requiere receta médica.

Normalizar las hormonas no es fácil ni aun siguiendo las direcciones del doctor. Esto es debido a que cualquier enfermedad o medicamento, estado emocional o dieta puede desbalancear las hormonas. Recuerden: CADA PERSONA ES DISTINTA, REACCIONA DISTINTO Y TIENE DIFERENTES CLASES DE PROBLEMAS.

También recomiendo practicar diariamente los famosos Ejercicios de Kegel que son muy simples pero efectivos (ver la forma correcta de hacerlos en la sección de ayuditas). Sirven para fortalecer los músculos de la pelvis y ayudan a aumentar el placer sexual haciendo que los músculos de la vagina se fortalezcan y tengan más elasticidad. Si nos ponemos a pensar, los EJERCICIOS son buenos para todo, ¡hasta para el SEXO! Yo personalmente los hago todos los días de mi vida y los llevo haciendo por muchos años.

Hay otro tipo de cirugía que se llama rejuvenecimiento de la vagina, cucaracha o mariposa. Es bastante dolorosa, pero queda uno virgen y ¡como para volver a estrenar!

No olviden que nunca es tarde para empezar a hacer cambios en nuestra vida. No podemos parar el proceso de los años, pero sí podemos hacer que sean más sutiles haciendo cambios saludables.

Hay un dicho muy cierto que dice: "Los tiempos pasados fueron mejores."

Luz y sus truquitos y ayuditas para las hormonas

1. Tener una nutrición muy balanceada.
2. Hacer ejercicio y actividades diarias.
3. Aprender a manejar el stress.
4. Practicar actividades mentales.
5. Ir a citas periódicas con los doctores.
6. Usar hormonas adecuadas para cada quien (bajo receta médica).
7. Ejercicios de Kegel. Éstos se hacen cuando uno está orinando (o haciendo #1). Al sentir el chorro, debemos apretar los músculos para parar la salida de la orina por 4 segundos y después relajarlos para dejar salir la orina, repitiendo este ejercicio unas 5 a 10 veces. Cada día se debe hacer este ejercicio por lo menos 10 veces.
8. No fumar, no hacer uso de drogas recreativas ni tomar alcohol.

XV - La gordura después de los 40 hasta...

Quiero recordarles a mis amigas que el cuerpo humano está formado por varios componentes:
- masa grasa
- masa muscular
- masa ósea
- y agua

A lo largo de nuestras vidas se producen cambios corporales y en el funcionamiento de todos los órganos. Por eso, lo más importante en la edad adulta es la nutrición. Ésta nos ayuda a tener buena salud y prevenir el desarrollo de muchas enfermedades.

A lo largo de nuestra vida debemos ir haciendo cambios alimenticios saludables y combinarlos con hábitos de vida propicios que incluyan la práctica regular de ejercicios físicos. Esto incluye dejar de lado las cosas tóxicas como el alcohol, el cigarrillo o el uso de drogas recreativas.

Entre los 40 y 75 años tendemos a aumentar la masa grasa (ésta es la que nos hace ver gorditas) en nuestro cuerpo y también se empieza a distribuir y a acumular más en el tronco que en las extremidades, y lo mismo ocurre en los órganos internos. Por eso nosotras las mujeres nos vemos "más gorditas y con llantas", como decimos los colombianos.

Después tenemos la pérdida de la masa muscular al grado que ya no podemos levantar ni un vaso de agua... jajaja. Esta fuerza muscular es la misma que la fuerza física.

166

La masa ósea se va perdiendo gradualmente. Los famosos estrógenos juegan un papel importante para preservar la resistencia de nuestros huesos, porque después de la menopausia, al disminuir la producción de hormonas los huesos se vuelven débiles y eso trae como consecuencia la osteoporosis.

El contenido de agua en el cuerpo también va a disminuir en la madurez.

¡NO MÁS EXCUSAS!

La verdad es que nos hemos puesto encima unos cuantos kilos más de peso y hemos ido cambiando la talla de la ropa que usamos. En los 40 estábamos en tallas 4-8 a los 50 llegamos a tallas 10-12... y eso si tenemos suerte.

Pero lo más chistoso es que por 20 años seguimos guardando y coleccionando ropa de tallas 6-8 pues nuestras metas son "algún día volver a llegar a esa talla que tanto añoramos y que tuvimos de jóvenes y antes de tener hijos, etc."

Yo absolutamente NO estoy de acuerdo con las dietas. Creo que uno no se debe de reprimir de no comer. Mi creencia es que: **Uno debe de hacer una alimentación equilibrada y en proporciones adecuadas de acuerdo a los problemas que tengamos de salud.**

Luz y sus truquitos y ayuditas para comer saludablemente

A - Distinguir entre hambre y apetito.

B - Comer despacio, relajadas y dedicar por lo menos 30 minutos a cada comida.

C - Hacer las 3 comidas al día (desayuno, almuerzo y comida) y respetar los horarios de comida sin saltarse ninguno.

D - Comer tranquilas, sentadas en la mesa.

E - Planear los menús de antemano para tener todos los ingredientes que necesitaremos para preparar los alimentos.

F - Masticar bien los alimentos, ya que la buena digestión empieza en la boca.

G - Reducir al máximo los productos enlatados o preservados en tarros o latas; son mucho más nutritivos los productos frescos.

H - Reducir el consumo de azúcares o sodas pues contienen muchas calorías.

I - Usar aceite de oliva en vez de cualquier otro tipo de grasa.

J - Aumentar el consumo de pescado, pollo, pavo y carnes sin grasa, siempre en proporciones adecuadas.

K - Consumir vegetales y frutas frescas en proporciones correctas.

L - Con respecto a los carbohidratos, comer pan y pasta con moderación. También tener en cuenta que hay otro tipo de carbohidratos como frijoles, lentejas, soya o garbanzos que se pueden utilizar con moderación.

M - No abusar de la SAL de mesa ni de alimentos preparados con mucha sal.

N - Beber diariamente de 8 a 10 vasos de agua para mantener el cuerpo hidratado.

O - Yo recomiendo comer *snacks* entre el desayuno y el almuerzo y entre el almuerzo y la comida. En estos casos podemos tomar queso, yogures o vegetales en porciones pequeñas.

P - Suplementos: multivitaminas y minerales (adecuados para cada persona).

Luz y sus truquitos y ayuditas para una rutina de ejercicios sin tener que morirse

A - Hacer un mínimo de 30 a 40 minutos diarios de cardio, o cuando menos 3 veces por semana. (Obligatorio: hacer un calentamiento adecuado). Ejemplos de esto pueden ser: bici, nadar, remar, caminar, elíptica o bailar.

B - Pesas y máquinas: para brazos, piernas, glúteos y estómago (mínimo 3 sets de 12 repeticiones por ejercicio). Por favor evita las rutinas aburridas y no hagas siempre los mismos ejercicios.

C - Estiramiento para recuperarse y seguir con movilidad articular (a esta edad, la flexibilidad está casi perdida si no se ha trabajado antes).

D - Yoga/meditación es opcional, pero es un ejercicio de estiramiento increíble tanto para el cuerpo como para la mente.

E - Masajes corporales por lo menos dos veces al mes.

F - Mantener el cuerpo hidratado haciendo cualquiera de estas rutinas.

***

En el momento que estaba terminando de escribir este libro encontré que el Dr. Oz y Oprah hicieron una entrevista a alguien que asegura que encontró la PASTILLA MÁGICA SOLAMENTE PARA PERDER PESO. Se llama: *Garcinia Cambogia* (esto es solo de carácter informativo y no se les olvide visitar a su médico antes de usar cualquier producto).

♥ - Con el jugo de colágeno y antioxidantes, totalmente natural, nos vamos a ver y a sentir mejor que nunca. ¡También es magnífico para las hormonas, mantener el peso y hasta para toda la piel del cuerpo! Esperen al final que les prometo que les hablaré de esto.

XVI - Manos, pies, uñas y talones

Estas partes del cuerpo siempre las hemos cuidado. Especialmente las manos las continuaremos cuidado hasta la muerte. Por lo general, vamos al manicure por lo menos dos veces al mes y nos sentimos muy bien después de salir del salón de belleza con un color vibrante o natural en las uñas. Yo esto lo considero una terapia relajante.

Los años empiezan a dejar su huella también en los dedos de las manos. Es ahí donde más se nota la ARTRITIS que tanto deforma nuestras manos, algo que es muy común sobre todo en las mujeres. Después de los 50 años nos damos cuenta de que ya no nos entran los anillos y los dedos de las manos se empiezan a engordar.

No crean que las arrugas solamente las vemos en la cara. Las arrugas en las manos empiezan a surgir porque se va perdiendo el colágeno. Manchas y pecas en las manos van apareciendo no solamente a las personas de piel blanca sino por todo lo que abusamos del sol cuando éramos jóvenes y bellas... jajaja.

Los doctores siempre nos miran las uñas y nos dicen si tenemos algún problema de vitaminas o minerales. Cuando hay algún problema de calcio, las uñas no crecen tanto como antes o se nos parten con frecuencia. Aunque claro, hoy día la mayoría de las mujeres usa las famosos uñas artificiales o *wraps*...

La piel de las manos también puede cambiar y volverse seca por falta de aceites y de colágeno.

Los pies son a los que les damos más ABUSO. Nuestros pies nos llevan del "tingo al tango" de "arriba abajo", con súper tacones, descalzas, con zapatos apretados...

Desde que nos levantamos estamos sin parar: caminamos, hacemos gimnasia, bailamos, etc., y realmente NO les ponemos mayor cuidado a nuestros pies. Solamente les damos un descanso cuando ya no podemos más. Y realmente nos recordamos de ellos tan sólo dos veces al mes, cuando nos hacemos el pedicure.

Déjenme decirles algo: esto no es suficiente. Incluso hay mujeres que ni siquiera van a un pedicure y yo a esto lo llamo una cuestión de necesidad, no un lujo.

Observamos a muchas mujeres después de los 40 años con JUANETES, dolores y problemas en los pies, al grado que ya realmente no pueden usar ningún tipo de zapatos porque:

A - Con los zapatos altos les duelen los pies y no tienen equilibrio.

B - Con los zapatos planos les duele la espalda y los gemelos...

Claro está que los diseñadores de zapatos nos están ayudando a terminar en MULETAS pues todos los días los zapatos tienen el tacón más alto y están más ajustados en la parte de adelante. En pocas palabras, mantenemos los pies como EN UNA LATA DE SARDINAS de 8 a 10 horas diarias. ¿O no?

Y ni hablemos de los precios de estos zapatos, total son sólo por mostrarlos porque a los diez minutos de estar caminando con nuestros famosos, finos y costosos zapatos estamos listas para sentarnos y no volvernos a parar en toda la noche... ¿No es verdad?

Nosotras sólo pensamos en VERNOS lindas y NOS OLVIDAMOS DE LO MAS IMPORTANTE: ESTOS PIES NOS TIENEN QUE ACOMPAÑAR EL RESTO DE NUESTRAS VIDAS.... mmmm.

Los dedos de los pies ya no son bonitos, van tomando posiciones dobladas y con cayos. También a algunas les aparecen hongos en las uñas y esto realmente no es chistoso, es un problema.

Con respecto a los TALONES, esta piel también se va resecando.

Luz y sus truquitos y ayuditas para manos, pies, uñas y talones

Para manos y uñas:

A - Mantener las manos humectadas de día y de noche con crema nutritiva especial.

B - Ponerse guantes para lavar la loza, cuidando de no usar detergentes fuertes.

C - El láser y las cremas para las manchas se pueden utilizar en las manos.

D - Tener guantes en el carro para usarlos en días muy soleados ya que a través de los vidrios pasan los rayos de sol.

E - Usar *sunblock* en las manos, al igual que en la cara, todos los días.

F - Ir al manicure por lo menos dos veces al mes.

G - Usar tratamientos de parafina (AYUDA en el caso de los dolores artríticos). Éstos pueden comprarse y hacerse en la casa o aplicarse en el salón, después del manicure.

H - Tratar de usar antes del esmalte una base de proteína para las uñas.

I - De preferencia, no usar todo el tiempo uñas postizas o *wraps*. Es muy importante dejar descansar las uñas.

J - Hacerse reflexología en las manos. Esto puede ser por 30 a 45 minutos por lo menos dos veces al mes. También AYUDA a mejorar dolores arteriales y algunos otros problemas de salud.

K- Tomar multivitaminas.

Para pies y talones:

A - Ir al pedicure dos veces al mes.

B - Usar cremas nutritivas, sobre todo antes de acostarse.

C- Usar parafina en los pies. AYUDA a aliviar las inflamaciones de los pies y a hidratarlos.

D - Usar la piedra exfoliadora en la ducha todos los días. Ayuda a los TALONES.

E - Ir a reflexología. Es increíble cómo en los pies está el reflejo de todos los órganos del cuerpo. Dicen que UNO se puede curar o aliviar muchos problemas de salud con esta técnica.

F - Tratar de usar zapatos cómodos para caminar.

G - No usar los mismos zapatos todos los días.

H - Usar bolas especiales llamadas "*Yamuna balls*". Éstas sirven para UNO hacerse masajes en las plantas de los pies para descansarlos y darles más circulación.

XVII – Doctores y exámenes anuales

Nunca nos detenemos a pensar en la cantidad de médicos que visitamos (o deberíamos de visitar) cada año. Quiero hacerles una lista pues ya saben que con la pérdida de la memoria luego no nos acordamos de ninguno... jajaja.
Acá está la lista:
* Médico general - para exámenes de sangre
* Cardiólogo
* Reumatólogo - para artritis y osteoporosis
* Ginecólogo
* Gastroenterólogo
* Dermatólogo
* Dentista
* Urólogo
* Etc.

Además, los exámenes que debemos hacernos cada año son:
* Mamografía
* *Pap Smear*
* Densitometría
* Colesterol
* Presión arterial
* Después de los 40 debemos hacernos nuestra primera endoscopía y colonoscopía. Si los resultados salen bien, podemos quedar tranquilas pues se repiten cada 4 a 5 años.

Muchas veces también vamos al sicólogo. Esto porque no nos aceptamos a nosotras mismas, o por problemas con el marido, los hijos, etc. Se vuelve un círculo vicioso pues después de haber sido tan fuertes e independientes, necesitamos que nuestros hijos nos escuchen y nos cuiden pues nos sentimos solas…

XVIII – Espiritualidad

Yo acostumbro rezar por la noche, dándole **gracias a Dios** por tener todo lo que me ha dado y hablo con él... Créanme que si ustedes le hablan a su Dios con FE y sin duda y creen que lo que piden lo van a conseguir, lo conseguirán.

En la mañana también rezo para pedirle que tenga un día con mucha tranquilidad, paz y amor.

Yo le encomiendo a mi Abuelita Josefina. Ella para mí y mi familia fue una Santa. Yo hablo con ella todos los días y le pido por mí y mi familia. Inclusive, si mis amigas más allegadas tienen un problema me dicen que le rece a mi Abuelita para que las ayude a conseguir lo que están pidiendo.

Mi Gringuito Marshall y yo rezamos todas las noches antes de cenar.

También medito y practico yoga.

Colecciono piedras y cristales de energía.

Voy a donde Robin para que me balancee mi energía. Eso se llama REIKI y/o BALANCE de las CHAKRAS.

Yo constantemente doy GRACIAS A DIOS, AL UNIVERSO Y A LA VIDA por haberme dado tanto. DOY GRACIAS por las cosas más mínimas. Esto lo digo y lo siento de todo corazón.

Hago la terapia de la risa que ayuda a que estemos menos tristes y a eliminar pensamientos y emociones negativas. Nos beneficia en la solución de problemas, ya que después de reír encontramos mejores soluciones gracias a nuestro estado alegre. Se puede hacer sola o en grupo. Pruébenlo, ¡es increíble! Para mí, ahora es normal y yo me río de todo. Jajaja…

***

Con este libro no quiero que nos sentemos a llorar. Sé que me he profundizado mucho a describir el proceso de la VEJEZ… pero el proceso de la vida es INCREÍBLE. Nunca deja de sorprenderme cómo logramos sobrevivir a todas estas cosas naturales que como seres humanos nos ocurren.

Es mejor REÍR que sentarnos a LLORAR (claro que cualquiera de las dos nos ayudan a incrementar las arrugas, jajaja).

Yo canto (en la ducha), río, bailo y lo hago sola. Me considero muy positiva, contenta, eso gracias a Dios jamás lo he perdido y trabajo duro para no perderlo…

Muchachas, no la dejen caer. Salgan, vayan al cine, a las fiestas, a paseos, etc. Hagan las actividades que quieran hacer en la vida (mientras puedan), pues la vida es muy corta y está llena de altibajos.

Los años pasan tan rápido que cuando tengamos 85 años seguramente ya no nos vamos a poder mover ni pensar claro (y ahí es donde tendremos mucho tiempo de estar en la casa y ver la televisión, pues para entonces nos va a ser difícil hacer muchas actividades si no nos hemos cuidado y preparado…).

No quiero escucharlas decir: Si yo hubiera hecho… o si yo hubiera ido a… No nos quejemos, claro que podemos hacer todo, con moderación. El problema es que no somos CONSTANTES. Hay un dicho que dice: "La constancia vence lo que la dicha no alcanza".

Los años ahora no cuentan. Eso me recuerda a mi amiga Judy decir: "Usted entra a los 60 años de la nueva generación", es como ustedes me ven a mí.

Yo, Luz Marleny Leeds, NO soy Doctora pero sí me considero una doctora frustrada... He tenido problemas de salud como todo el mundo y he visitado doctores, pero después del diagnóstico salgo y leo acerca de mi problema y las soluciones. Me informo de dónde proviene el problema y qué tengo que hacer y me pongo a trabajar para poder ayudarme a salir adelante.

No voy al doctor por la pastillita, voy cuando realmente lo necesito. Con la edad vamos a necesitar visitar muchos más doctores... TENGO UN HIJO DOCTOR o sea que ¡tengo Doctor de Cabecera! Jajaja...

Creo que en mi vida pasada fui Doctora por eso yo le digo a mi Marido (Gringuito) yo soy una Doctora frustrada, una Bailarina frustrada y una "Puta" frustrada y mi Marido (Gringuito) contesta lo de doctora y bailarina FRUSTRADA lo acepto, pero lo de "PUTA" frustrada lo has hecho muy, muy bien por 27 años... JAJAJA.

Lo que escribí en este libro, lo practico. Hay veces que he oído decir que es fácil para mí pues lo tengo todo PERO NO es verdad pues yo conozco amigas y personas que tienen más que yo y no se quieren a sí mismas ni tienen espiritualidad, seguridad ni están CONECTADAS. Ellas son las que más sufren.

Yo también he tenido desilusiones y alegrías de amigas… éste es el proceso de la vida.

Tengo una familia de 5 hermanos y 3 sobrinos y somos muy unidos:

Mi hermana "Mela" dice que yo antes de los 40 era superficial. Ahora me ha dicho que me ve mucha espiritualidad y que estoy más dedicada a la familia.

Mi hermano Alonso dice: hermanita, usted toda la vida ha sido una berraca y por eso la he admirado.

Mi hermano Jaime no dice nada pues tiene el opinador dañado.

Mi hermano Mauricio dice que tengo muy buena suerte, que pongo mis metas en la vida y lucho hasta conseguirlas.

Mis sobrinos agregan: "¡Mi tía es muy chévere!"

Mi Mamá de lo único que se recuerda es de la forma que yo nací pues me salieron los pies primero que la cabeza, o *breech birth*, como lo llaman en inglés (nací parada de por vida… jajaja.) y que la primer palabra que dije fue DIABLO, ¿qué tal?

De mi Papá, no sabemos de él aunque yo quisiera saber qué se siente no saber nada de 5 hijos por más de 43 años… mmm.

Como dice la famosa Celia Cruz: "La vida es un Carnaval…"

***

Tengo varias Admiradoras y Seguidoras y son niñas muy jóvenes. Ellas me dicen constantemente que cuando lleguen a los 60 quieren verse, sentirse y hacer todo como yo lo hago, y son: Wendy, Sarita, Ashley y Paola. Las quiero incluir en mi libro porque pues me han acompañado por varios años dándome diferentes clases de baile (recuerden que yo soy una bailarina frustrada...).

Gracias a mis amigas de toda la vida, Vicky, Esperanza, Ofelia y Cristina que me decían: "Amiga Pilla", usted debería escribir un libro de su VIDA... pero nunca me interesó.

Conclusión

Un día en un vuelo viniendo de Arizona estaba leyendo revistas y en cada una de ellas encontraba que muchas mujeres desesperadas hacían preguntas de cómo llegar a viejas CONTENTAS en todo el sentido de la palabra, sobre todo en el aspecto FÍSICO. En ese momento se me prendió un bombillo e inmediatamente saqué lápiz y papel. Empecé a escribir y me dije: yo puedo compartir todo lo que sé sin necesidad de comprar 10 revistas... creo poder contestar la mayoría de las incógnitas que nos aparecen.

En conclusión y con dignidad:

No me veo de 60...
No me siento de 60...
No actúo de 60... y
¡No me importan los 60!

Encontré un pensamiento muy cierto en la pared del estudio de John uno de mis instructores:

No son los años en la vida los que cuentan...
Es la vida en sus años...
Abe Lincoln

EMPEZARÉ MIS 60 AÑOS CON DIGNIDAD, HONESTIDAD, FELICIDAD, SEGURIDAD Y CANSANCIO, JAJAJA.

♥

Con respecto al Jugo de Antioxidantes y Colágeno: Ésta es una Nueva Generación de "Súper Ingredientes". Son los únicos en el mercado que están respaldados por Estudios Clínicos porque ayudan a dos cosas al tiempo: a las coyunturas y al envejecimiento de la piel de todo el cuerpo. Pero lo mejor de este producto es que reduce Líneas Profundas y Arrugas de adentro hacia afuera sin necesidad de Cirugía Plástica o Inyecciones (*fillers*).

Recuerden preguntarle a su doctor antes de consumir cualquier tipo de producto.

Para mayor información contactar a: Amigas60goingto30@aol.com

Made in the USA
San Bernardino, CA
05 March 2014